増補版

つらい膝《ひざ》の痛みは毎日のちょっとしたことでたちまち軽くなる!

医師 前山和宏・監修

ナショナル出版

監修の言葉

社会が高齢化に向かう中、さまざまな問題が表出してきています。その中でも病気に関することは深刻な問題といえます。

老化に伴いさまざまな疾病が出てくるのは、ある程度は仕方のないことです。しかし、絶対に避けられないことではありません。病状が重くなってしまう前に早期治療を行うことも大切ですが、常日頃から健康維持管理を心がけることが重要です。

昨今、さまざまなサプリメントや健康療法がありますが、その中から自分に合ったものを見つけて生活の中に取り入れていくことは、賢い選択だといえます。

近年は健康維持管理のみならず、病気の改善や治療にも天然の有効成分が利用されつつあります。本書で取り上げるプロテオグリカンも、まさにそのひとつです。

プロテオグリカンは、青森県の弘前大学が30年にわたって研究し、ほとんど奇跡的に成分抽出・製品化が実現した新成分です。臨床試験によって様々な効能が期待できることが判明しましたが、特に変形性膝関節症には、目を見張るような効果があります。

ある程度年を取れば膝の痛みは仕方のないこと。

一般の人はもちろん専門家である医師でさえも、このように思っています。

関節痛は、すぐさま命に直結するような疾病ではないためでしょうか、「つきあうしかない」というようなあきらめを抱いてしまうようです。

しかし、つらい膝の痛みは確実にＱＯＬ（クオリティ・オブ・ライフ）＝生活の質を落としてしまいます。

動くのがおっくうになれば外出も気乗りがしなくなりますし、健康維持のために必要な運動もやりづらくなってしまいます。

運動不足になれば太りやすくなります。肥満は高血圧や高コレステロール、高血糖などを招き、成人病のリスクを格段にあげてしまいます。体重が増加することで関節への負担も増えますから、膝痛もさらにひどくなることは明白です。

まさに悪循環に陥ってしまうわけですね。

命に直結するような疾患ではないのだからと放っておいたら、結果的には健康レベルを著しく低下させ、病気を招いてしまうのです。

残念ながら、現在行われている変形性膝関節症や関節リウマチの治療法では、症状がなかなか改善しないというのが実情です。薬物療法による治療は副作用が伴いますし、手術による治療も場合によっては体に大きな負担をかけてしまいます。そして、いずれも根本的な解決にはなりません。

新成分プロテオグリカンが注目されるのは、これまでの治療法に一石を投じるためです。体にやさしい安心素材であり、もちろん副作用もありません。自分自身の関節軟骨を再生できるため手術をする必要などなくなります。毎日の食事と同じように摂取し続けている限りは、根本治療に近い結果を得られることが期待できます。

特筆すべきは、かつては希少価値で、とても手が届かなかったのが、誰もが手軽に手に入れることができるようになったことでしょう。

健康食品・サプリメントの類いは、効果を表すための根拠が希薄なものや、質の悪い製品も多々見られます。

プロテオグリカンは、長年の研究・開発、またしっかりした理論の上に成り立つ注目すべき物質です。

年を重ねても元気で活動できることは、自身の幸福にもつながるだけでなく、社会全体から見ても大切なことです。これからは、いかに若々しく活発なシニアで居続けるかが課題なのです。

本書がプロテオグリカンの理解に役立つこと、そして、読者の膝痛を改善するきっかけとなれば幸いです。

医師　前山和宏

プロローグ

もはや国民病！ 全国3000万人を超える人が膝関節症で悩んでいます

朝、目が覚めると膝のあたりがしびれている。

膝が腫れてしまって動かしにくい。

椅子から立ち上がろうとすると激痛が走る……。

これらはすべて膝関節症の症状です。中には症状がかなり進行し、杖がないと不安で歩けない、座っていても膝が痛くてたまらない、という人もいます。

膝関節に炎症の起こる膝関節症の原因は、主として「変形性膝関節症」と「関節リウマチ」です。

現在、日本では、40歳以上の2人に1人が変形性膝関節症だといわれています。また、リウマチ患者の数は全国で70万人とも100万人ともいわれています。

変形性膝関節症については、東京大学「22世紀医療センター」が興味深い調査を行っています。

2005年から東京都板橋区、和歌山県日高川町、同県太地町3地区における住民の協力のもと大規模な調査研究をスタート。そこで得られた約3000人のデータベースから、変形性膝関節症と診断された人の割合は、40歳以上で55・5%であることが判明したといいます。

そのうち男女の内訳は、男性42・6%、女性62・4%。

この調査結果を50歳以上の国民に当てはめると、男性は1240万人、女性は1840万人、全体で3000万人以上の人が変形性膝関節症に罹患していることになります。

ここにリウマチが原因の膝関節痛の方が加わるわけですから、その数はさらに増加します。

膝関節痛を訴える人は3000万人超。さらにいえば、この数は自覚症状のある人の数であり、自覚症状がない人を合わせると、相当数にのぼることが予測されます。

もはや膝関節症は国民病といっても過言ではありません。50歳を過ぎたら、自覚症状があろうとなかろうと、膝関節症であると受け止めてもいいほどです。

もはや決して他人事ではない膝関節症。

本書を手に取られた方の多くは、すでに膝の痛みで悩んでおり、解決策を探していると思いますが、もし、「もしかしたら」という段階であるなら、次のチェックリストで確認してみてください。

□立ち上がろうとすると膝が痛む
□階段を降りているとき、急に膝の力が抜けることがある
□階段を上るのがつらい
□正座ができない、または、できても痛くてすぐに足を崩してしまう
□座って足を前に伸ばしても膝がまっすぐにならない
□長時間歩くと膝が痛くなる

□運動すると膝に痛みを感じるが、続けていると気にならなくなる
□膝を曲げ伸ばしすると音がする
□膝がガクガクすることがある
□左右の膝の形が微妙に異なる
□膝が腫れている
□足をそろえてまっすぐ立つと、膝と膝の間が握り拳ひとつ以上開いている

いくつチェックが入りましたか？

実は、ひとつでもチェックが入った人は、膝関節の変形が始まっている状態です。

2つ以上であれば、もはや変形性膝関節症の疑いは濃厚であり、しかも、症状がかなり進みつつあると考えてまちがいありません。

整形外科を受診して膝関節の状態を確認すると同時に、今すぐケアを始めることをおすすめします。痛みが軽いうちであれば、症状もすぐに改善できるのです。

なんといっても早期治療が重要なのは、どんな疾病にも共通しているところです。

ところが、変形性膝関節症やリウマチが原因でなる「膝関節症」に対して、なんらかの治療を行っている人は非常に少ないのです。

先にも述べたように変形性膝関節症に罹患している人は3000万人以上にもなると考えられますが、実際に医療機関を受診している患者数は、四肢の関節と脊椎を合わせても700万人から多くても1000万人ほどだといわれています。

膝関節症は自覚症状を感じにくく、よほど症状が進行してからでないと気づかないのです。

というのも、軟骨には神経がないためです。

膝関節が変形し痛みが生じる原因は、主に軟骨がすり減ってしまう点にあります。神経がないと、軟骨がすり減っていっても痛みが生じないために気づくことはありません。

先のチェックリストで、わずか2つチェックが入っただけで変形性膝関節症がかなり進行しているという結果に驚かれた方も少なくないと思いますが、実際に、かすかな痛みや違和感が出てきたときには、軟骨が相当すり減っており、症状も相当進行しているのです。

50歳以上で、特に女性であれば、膝関節症にかかっていると考えるほうが懸命です。

では、どのように対処していけば良いのでしょうか。

膝関節症の原因と、現在、医療機関で行われている治療法については第一章で述べていきますが、結論からいってしまうと、なかなか完治が難しいのが現実です。

新薬による対症療法は、どうしても副作用がつきもので、中には深刻な症状に悩む人も少なくありません。

副作用がつらいからと治療をやめてしまい、「年だから」とあきらめる人がかなりの数にのぼります。

なんとかして膝関節症を改善できないか。

長年、多くの研究者がこの課題に取り組んできました。

いまや「節々の栄養素」としてすっかり有名になったグルコサミンやコンドロイチンは、そうした中で生まれました。

ところが、グルコサミンやコンドロイチンを利用したサプリメントは、今ひとつ確かな効果が認められません。中には症状が緩和されたという例もあるようですが、決して多いとはいえません。

もっと確実に結果を出せる有効成分はないか。

おそらくはプロテオグリカンが、その可能性を握っているにちがいない。

その予測のもと研究に着手したのが弘前大学の研究チームです。実に30年も前のことでした。

プロテオグリカンはコラーゲンやヒアルロン酸をしのぐ作用を秘めた素材として、研究者の間では注目を集めていたものの、成分を抽出するのがあまりにも困難だったといいます。そのため早くから関心を集めていたのにもかかわらず、一般に知られることはありませんでした。

そんな中、弘前大学医学部生化学第一講座の高垣啓一教授が、青森県下で豊富に獲れるサケの鼻軟骨に注目、研究を始めたのです。

それが１９９８年。今から16年前のことです。

たゆまぬ研究努力の結果、従来とは全く異なる画期的な方法でサケの鼻軟骨からプロテオグリカンを抽出することに成功。その方法は非常に簡便であり、しかも安全な方法です。

その後、弘前大学ではプロテオグリカンの機能性を探究する研究プロジェクトが全学あげて発足。研究が進む中、多方面にわたる驚くべき効果が明らかになったのです。

再生医療や免疫医療、アンチエイジングなど幅広い分野で活用できる、まさに夢の新素材として実証されました。

本書でも紹介する膝関節痛に対するエビデンスを見ても、「夢の新素材」と位置づけられる意味が分かります。

サケの鼻軟骨から抽出するプロテオグリカンを使用したサプリメントは、すでに青森県を中心に続々と登場しており、多くの人の支持を集めつつあります。このことも、プロテオグリカンが安心かつ非常に有効な結果をもたらす素材であることを物語っています。

膝の痛みのつらさは本人しかわかるものではありません。

その痛みを確実に改善に導く新素材プロテオグリカンとは何か。

さらには、プロテオグリカンと相乗効果をもたらし、より早く確実に膝の痛みを改善する有効成分には何があるのか。

こうしたことを臨床データと併せてお話ししていきましょう。

また、いち早くプロテオグリカンを試した方々の声もご紹介します。

〈増補版〉つらい膝の痛みは毎日のちょっとしたことでたちまち軽くなる！　目次

第1章　困った膝の痛み。その原因と治療の実態

第2章 膝関節症に新たな光。弘前大学が実証したプロテオグリカンの軟骨再生作用

第3章 プロテオグリカンと相乗効果！その他の期待できる成分と働きを徹底解剖

第4章 歩ける！ 階段も軽々上れる！ 膝関節症を克服した症例集

膝の痛み克服ストーリーPart3

第5章 食事と運動をプラスして、もっと若々しい関節に

第6章 薬や手術に頼らない膝関節症治療 すぐわかるQ&A

第1章

困った膝の痛み。その原因と治療の実態

「膝の痛み」は仕方のないこと？

膝関節症は、ある日突然、起きるわけではありません。症状はじわじわと確実に進んでいくのです。

しかし、自覚症状という観点に立つと、「ある日突然、痛くなった」ということが珍しくありません。

たとえば家の引っ越しで力仕事をめいっぱいやったとき。

少しきつめの登山に挑戦したときや、マラソン大会に出場したとき。

こうしたことをきっかけに膝の痛みを訴える人は、かなり多いといっていいでしょう。骨をおかしくしてしまったのかと病院を訪れてレントゲンを撮ったところ、骨には何の異常もない。

すると、「おそらく膝関節症でしょう」という医師の診断がおります。

多くの場合、薬を処方され痛みが改善されるのを待つことになります。あまり深刻でない場合は、ほどなく痛みは治まり、日常の動作にも支障を来すようなことはなくなっていきます。

しかし、なかにはまったく薬が効かない人もいます。また、最初のうちは効いていても、だんだんと効かなくなってきてしまう人もいます。

そうした場合、別の薬を試してみることになりますが、いろんな種類の薬を服用してもなかなか改善しなかったり、副作用がひどくて飲み続けることが困難になってしまうケースもよくあります。

このような経験をした人のほとんどが、医師から次のようにいわれたはずです。

「老化と共に表れる現象ですから、ある程度は仕方がないですね」

「年齢的にいっても、このような老化現象とつきあっていくほかありません」

医師からこのようにいわれてしまえば、患者さんとしては受け入れるしかありません。実際、年を重ねれば膝が痛むくらい当たり前のことだろうという風潮が根付いているわけですから。

つらい痛みがあるにもかかわらず、仕方がないとあきらめている人は少なくありません。というよりも、膝の痛みで通院している人のほぼ全員が、ある程度のあきらめを抱いているといっても過言ではないはずです。

関節症は古くからある病気です。私たち人類が四つ足で歩くことをやめ、二本の足で立って歩くようになってからというもの、この痛みに悩まされ続けてきたのです。

特に関節症の代表格である変形性膝関節症は、今後、さらに増加していくことが予想されています。

寿命そのものが伸びたこともありますが、食生活の変化や、便利になった生活環境が増加の原因のひとつになるのではないかと思われます。食生活が豊かになることによって肥満が増加してしまう。エスカレーターやエレベーターなどの利用が増える、何処へ行くにも自動車を利用するなど、体を使う頻度が少なくなり筋力が低下する。

膝周辺から足全体の筋肉が減ってしまうと、膝関節にかかる負担が大きくなってしまいます。その結果、炎症を起こしやすくなるのです。

実は20代から始まっている！　変形性膝関節症

では、どのようにして変形性膝関節症が発症するのでしょうか。

まずは骨や関節の仕組みを理解するところから始めましょう。

私たちの体には約200個の骨があり、そのすべてが関節でつながっています。つまり、関節は骨と骨とをつなぐ役割を果たしているのです。

全身にある関節は68個。膝関節は無論その中のひとつです。関節の構造は基本的に同じですが、ここでは膝関節の構造を図で示しながら説明しましょう（**図1**）。

膝は大腿骨と脛骨をつなぐ関節です。大腿骨と脛骨の先端部分は軟骨で覆われています。この軟骨は6～7割が水分でできています。

軟骨と軟骨の間には関節腔があり関節液がたまっています。関節液は潤滑油の役割を果たしていて、関節がスムーズに動くことを助けます。

軟骨と関節腔の周囲を覆っているのが滑膜という薄い膜です。さらに滑膜の外側は関節包という袋状の組織に包まれています。

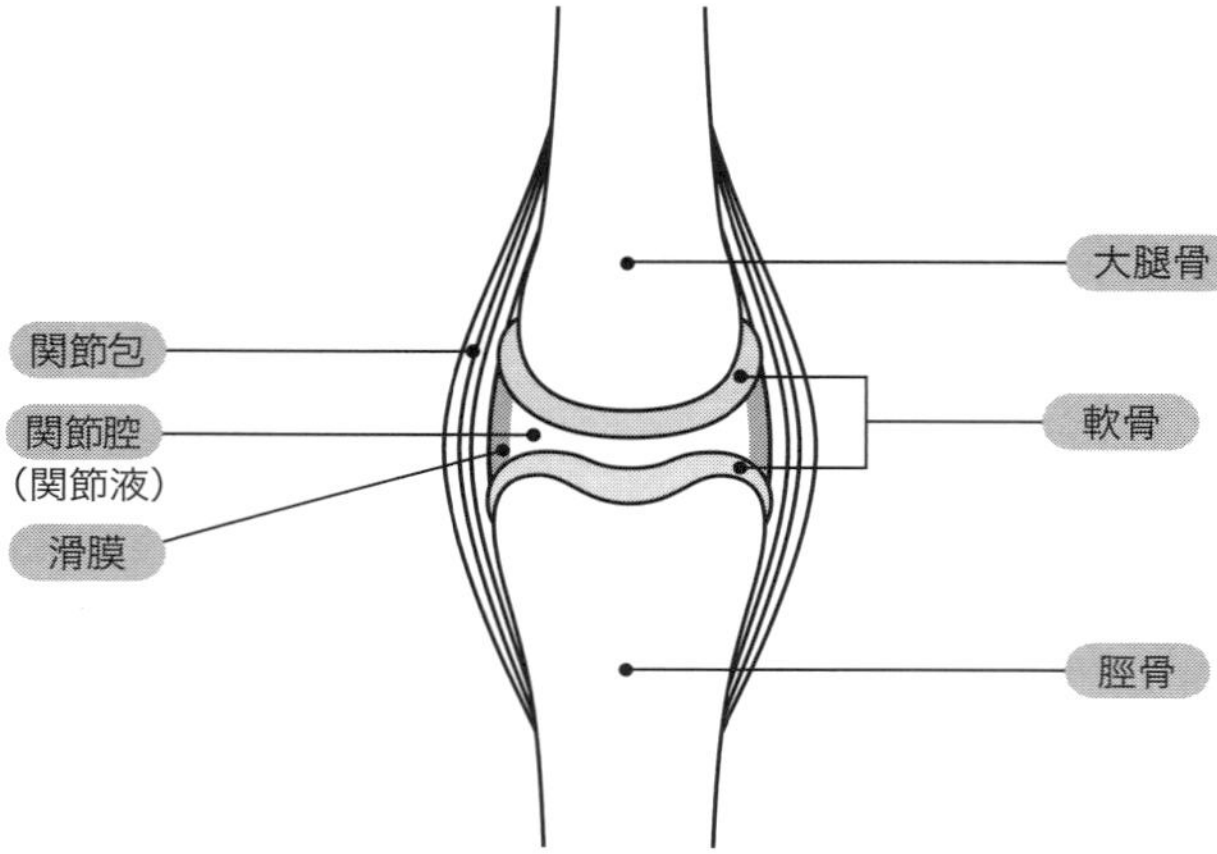

【図１】膝関節の構造

こうした関節の構造全体を覆っているのが靭帯です。靭帯は、大腿骨と脛骨、お皿といわれている膝蓋骨をつなぐ役割を果たしています。

そして、この靭帯を外側から支えているのが筋肉です。

関節は、とても精巧なつくりをしているのです。

変形性膝関節症は、軟骨や骨が変形してしまうことによって、関節に腫れや痛み、動きにくさなどが生じる病気です。

変形してしまう原因は、加齢による筋力の低下と新陳代謝の低下、さらには肥満によって関節への負担が増加してしまうことにあります。過度な運動によって関節に多大な圧力がかかり続けたり、外傷や遺伝が原因にあることもありますが、大きな割合を占めるのは、やはり加齢と肥満なのです。

私たちの筋力は20歳をピークに徐々に低下していきます。定期的な運動をするなど、筋力を意識的に維持していかない限りは、どうしても落ちていってしまうのです。

20歳代半ばからは仕事で忙しくなることもあり、筋トレに励む時間も取れない人がほとんどでしょう。こうしたことも加わって、30歳代、40歳代と年を経るほどに筋力はいやおうなしに低下していくのです。

筋力が落ちてしまうと、膝関節への負担が大きくなります。歩くたびに衝撃が膝の軟骨に与えられ、次第に大腿骨と脛骨の隙間を保つことができなくなっていきます。

その結果、軟骨同士が直接、接触するようになってきます。ここに、さらに衝撃が加えられると、軟骨同士がこすれて、すり減っていってしまいます。関節軟骨は6~7割が水分という文字通り非常に軟らかい骨ですから、予想外の早さですり減ってしまいます。

軟骨には神経がないため、この時点で痛みを感じることは、まったくありません。しかし、軟骨がどんどんすり減って、大腿骨や脛骨の先端が露出してしまうと、神経のある骨同士が接触し合うたびに痛みが生じるようになります。痛みを感じたときには、すでにここまで病状が進行しているのです。

筋力の低下は20歳をピークに始まっていることを思えば、変形性膝関節症を始めとする膝関節痛は、20歳代から始まっているともいえるのです。

しかし、それだけではありません。関節そのものも20歳代から老化が始まり、変形性膝関節症を引き起こす原因になっているのです。

軟骨を構成する成分は、プロテオグリカン、N―アセチルグルコサミン、コラーゲンなどがあります。いずれも高い保水機能をもつ成分です。軟骨はクッションの役割を果たすために、水分をたっぷり含んだスポンジのような構造になっているのです。

　こうした成分が十分にあれば、水分を多く保ってくれるため、骨同士が多少の摩擦を起こしても、それほど問題にはなりません。

　しかし、20歳を過ぎる頃から、プロテオグリカンやコラーゲン、N―アセチルグルコサミンなどの保水成分が減少し始めます。それに伴い軟骨から水分が減っていき、クッションの役割が徐々に弱まっていきます。すると軟骨がすり減っていき、さらには骨がむき出しになった状態になり、骨同士が直接ぶつかり合うようになってしまうのです。

　膝の痛みを感じたのが50歳以降であっても、病気の進行はすでに20歳代から始まっていたのです。

骨の破片が炎症を引き起こす

　骨には神経があるので、接触し合えば痛みが生じるのは当然です。

　ほかに痛みの原因となるものに炎症があります。

軟骨がすり減っていく課程で、軟骨の細かな破片が出てしまいます。この破片が関節を包んでいる滑膜を刺激すると、そこで炎症が起きてしまいます。炎症を起こした骨膜からは、関節液が大量に分泌されてしまいます。よく「膝に水が溜まる」と表現されますが、それはこのように炎症によって関節液が溜まってしまった状態をいうのです。

膝に水が溜まることは、若いうちでもあることです。しかし、新陳代謝が活発なため自然と吸収されてしまいます。ところが中高年になると代謝が低下してしまうため、吸収できなくなってしまうのです。

その結果、溜まった関節液が内側から骨膜や関節包を圧迫してしまいます。動かしにくくなったり痛みが生じたりするのはそのせいです。

加齢による新陳代謝の低下は軟骨の再生をも遅らせてしまいます。

先に、軟骨がぶつかり合ってすり減ってしまうとお話ししましたね。若いうちであれば、たとえすり減ってしまっても、軟骨細胞がスムーズに再生され、修復されて健康な関節の形が保たれます。

ところが加齢に伴い新陳代謝が低下すると、軟骨の再生スピードが破壊に追いつかなくなってしまうのです。軟骨が摩耗してしまうのはそのためです。

男性よりも女性の発症率が高い

変形性膝関節症を起こす、もうひとつの大きな原因が肥満です。

体重が増えれば増えるだけ、膝関節にかかる負担は大きくなります。肥満の人は、変形性膝関節症になるリスクが男性で３・９倍、女性で４・２倍になるともいわれています。

女性の方がリスクが高くなるのは、もともと男性に比べて筋力が弱いうえ、中高年になると閉経に伴うホルモンバランスの変化によって、急激に太りやすくなってしまうためだと考えられます。

更年期を迎えた女性の体は、女性ホルモンの分泌が急激に減ってしまいます。

女性ホルモンには代謝を促進して脂肪の蓄積を防ぐ働きもあるため、分泌量が減ってしまうと、たちまち身体に影響が出てきます。たいして食事量が多くなくても体重が増えてしまうのは、そのためです。

また、女性ホルモンが激減すると精神面にも多大な影響が出てきます。ストレスを感じやすくなるため、イライラしたり、うつ症状が表れることがあります。家に閉じこもりがちになってしまった結果、運動不足になったり、ストレスから暴飲暴食に走ってしまうことが見られます。こうしたことからも50歳を過ぎた女性の肥満が引き起こされてしまうのです。

ただ、たとえ肥満や老化に伴い膝関節に圧力がかかりやすくなったとしても、かかる圧力が均等であれば、一部分が極端にすり減って変形してしまうようなことは生じないかもしれません。

変形性膝関節症の多くは、均等に軟骨がすり減るのではなく、どこか一部分が極端にすり減っています。これには脚のかたちそのものが関係しています。

厳密にいえば脚がまっすぐな人はほとんどいないといってよく、膝が外側に向いたＯ脚か、内側に向いたＸ脚のどちらかになっています。

Ｏ脚の場合、重さが膝関節の内側に、Ｘ脚の場合は重さが膝関節の外側に、それぞれ強くかかってきます。

歩いているとき、私たちの膝は体重の２～３倍の重さを支えています。体重が50キロの人であれば、なんと１００～１５０キロにもなります。

膝の一部分に、これほどまでの重さが何十年にもわたってかかり続けるうちに、その部分が先にすり減っていき、膝関節がいびつな形に変形してしまうのです。

ちなみに日本人に多いのはＯ脚です。たいていの人が膝関節の内側に大きな負担をかけていることになります。しかも、Ｘ脚よりもＯ脚の方が変形性膝関節症になりやすいともいわれています。

全身の健康にも影響が……

年齢と共に体重が増加し、ある日、膝が痛み出す。

膝痛は経験した人でないとわかりませんが、かなり不快なものです。動かしたくない、じっとしていたいと思うのも理解できます。

しかし、これがさらなる肥満を招き、悪循環を起こす結果となってしまいます。運動不足になると消費カロリーが減少してしまうのはもちろん、筋肉も衰えていってしまいます。消費カロリーが減少すれば太るのは当然です。また、運動不足によって全身の筋肉が減ってしまうと、さらに消費カロリーは減少します。筋肉が多ければ多いほど代謝が活発になり消費カロリーは増えるのです。もちろん筋肉の衰えは、膝にさらなる負担をかける結果になります。

ついには肥満になってしまうことも少なくありません。

今や肥満が多くの病気を引き起こす要因であることは、よく知られています。肥満が原因となって引き起こされる生活習慣病には、糖尿病や高血圧、脂質異常症などがあげられます。これらの病気は重複することが多く、たとえば糖尿病と高血圧を併発している人などめずらしくありません。

生活習慣病は直接、命の危機につながるような病気ではありませんが、放置しておくとたちまちのうちに悪化してしまい、血管を傷つけたり、血管そのものをもろくしてしまったりします。

糖質や脂質が多く含まれる血液は、どろりとして粘りがあります。ドロドロの血液に含まれる不純物が血管壁に付着すると血液の通り道が狭くなってしまいます。粘性のある血液が細くなった血管を無理に通るために、血管が傷ついたり、もろくなってしまうのです。

これが進行すると、動脈硬化を引き起こします。その結果、心筋梗塞や脳卒中などといった、命の危機に直結する病気へと進んでしまうことになるのです。

ちなみに、高血圧や糖尿病、腹部肥満、脂質異常症などの生活習慣病が、いくつか重なった状態をメタボリックシンドロームといいますが、厚生労働省の調査によれば、メタボリックシンドロームの人と、その予備軍を合わせると、全国で約２０００万人にもなるとされています。この２０００万人の人の中には、膝関節症を併発している人が多く存在することが予想されます。

また、肥満は高尿酸血症から痛風をまねいたり、脂肪肝やすい炎になりやすい状態をつくってしまいます。突然死の原因ともなる睡眠時無呼吸症候群も肥満と密接な関係があります。

さらに、大腸がんや前立腺がん、乳がん、子宮がんなど、多くのがんのリスクを高めることも指摘されています。

このように膝関節は全身の健康を左右してしまうような存在でもあるのです。

変形性膝関節症の一般的な治療法

変形性膝関節症は、初期であれば運動療法や減量などの基礎療法で症状の改善をはかることが可能です。

しかし、かなり痛みを感じるようになってから医療機関を受診する人がほとんどであり、すでに病状はかなり進行しています。そのため薬物療法を行いながら運動療法によって筋力を強化し、同時に減量で体重を減らすといった方法がとられます。

薬物療法では、内服薬のほか湿布薬や塗り薬などの外用薬も使われますが、これらはいずれも痛みや炎症を抑える抗炎症剤です。装具などを利用することもありますし、機械を使ったリハビリテーションを行うこともあります。

そのほか電気や超音波、レーザーなどを使って患部を温めたり冷やしたりする理学療法も行われます。温熱療法ともいって、痛みを和らげるために行われます。

このような治療を行っても痛みや炎症がとれない場合は、手術を行うことになります。

つまり、現在行われている一般的な治療法は、大きく分けて、運動療法、薬物療法、装具を利用した療法、手術療法ということになります。

それぞれについて簡単にまとめておきましょう。

◎運動療法

膝に負担をかけないような運動を取り入れます。家庭でできる簡単な運動やストレッチのほか、水中歩行なども行われます。特に水中歩行は膝関節に負担がかからないので適しています。

運動療法で注意すべきは無理なトレーニングをしてしまうことです。かえって病状を悪化させるので、医師や理学療法士の指導を受けながら続けることが重要です。

また、食事療法による減量を組み合わせると、痛みや炎症を効果的に緩和することができます。ただし無理なダイエットは筋力の低下につながるので、やはり専門家の指導を仰ぐことをおすすめします。

◎理学療法

理学療法には「温熱療法」と「寒冷療法」があります。

「温熱療法」は膝を温めて、膝の血行を促進することによって痛みを和らげる治療法です。赤外線や低周波、超音波、レーザー、ホットパックなどを使います。家庭でもお風呂で温めたり、温シップや温めたタオルを使って行うことができます。

膝が冷えると痛みが出やすくなるので、サポーターで保温するなど、膝を冷やさない工夫をするといいでしょう。

「寒冷療法」は冷シップや冷やしたタオルなどで膝を冷やして痛みを和らげる方法です。炎症が強いときは冷やした方が痛みが和らぎます。

◎装具療法

関節を保護し、支えることを目的に装具や補助具を使うのが装具療法です。よく使われるのは足底板や膝装具、杖やサポーターです。

足底板は体重のかかる場所を変えることができます。日本人にはO脚が多く、膝の内側により多くの体重がかかっています。足底板を使うことによって、関節の同じ場所に負担がかかり続けるのを避けることができるようになります。

また、膝装具は関節が壊れるのを防ぐと同時に関節の矯正にも役立ちますし、杖やサポーターは膝関節への負担を軽くすることができます。ただし、使い方によっては、かえって筋力を低下させるなど膝関節に悪影響を及ぼすこともあります。

◎薬物療法

薬を使った治療法には以下のものがあります。

＊飲み薬

主として非ステロイド性消炎鎮痛薬を使います。動けないほどの痛みを取り除くことができますが、毎日、長期間にわたって服用を続けると胃腸障害などの副作用が生じる場合があります。

＊外用薬

シップ薬のほか軟膏、ゲルなどの塗り薬があり、いずれも痛みと炎症を抑える効果があります。

＊関節内注射

関節内にヒアルロン酸を注射で注入する方法です。直接、ヒアルロン酸を膝関節に注入することによって、膝関節の動きを滑らかにし、軟骨を守るとともに、痛みや炎症を抑えます。

また、膝に注射針を刺して、たまった水（増えすぎた関節液）を抜いたりする方法もあります。

＊ステロイド注射

炎症がひどく、水がたまって痛みが強い場合には、ステロイド剤を関節の中に注射します。炎症の抑制や痛みの軽減には早い効果が期待できますが、繰り返し注射していくと軟骨に悪影響があることが報告されています。

◎手術療法

ここまでの治療法は、保存的療法と呼ばれています。自分の膝関節を保ちながら、症状の悪化を防ぎ、可能な限り改善していこうとするものです。

これらの治療法は単独で行われることはむしろ珍しく、いくつか組み合わせて行われることがほとんどです。

病状がかなり進行してしまい、変形が激しい場合、やむをえず手術をすることになります。手術は大きく分けて、関節の形を矯正するものと、人工関節に置き換えるものがあります。

おおむね次の手術が行われています。

＊関節鏡視下手術

膝の中に関節鏡という、ごく小さなカメラを入れて関節の中を観察しながら、軟骨のけばだった部分を切除します。場合に応じて半月板を縫ったり、切り取ったりすることもあります。

＊高位脛骨骨切り術

内側の関節面に負担がかかっているO脚の人に対して行われます。骨の一部を斜めに切除することで体重が外側にかかるようにして、ひざの内側への負担を減らします。

＊人工膝関節置換術

壊れてしまった膝関節を取り除き、金属やプラスチックでできた人工の関節に取り替えます。

これらの手術は体への負担が大きいうえに、時間がたてば再び関節が変形してきたり、人工関節であれば耐用年数が過ぎれば再び手術が必要になってきます。

これだけ多くの療法があるにもかかわらず、根本治療にならないことが患者さんを苦しめ、「年だから仕方がない」とあきらめる原因になっています。

同じ膝痛でもメカニズムは異なる「リウマチ」

膝関節症の原因は、主として変形性膝関節症とリウマチですが、病気の起こるメカニズムには、かなりの違いがあります。そこで、リウマチについて、ごく簡単にまとめておきましょう。

ここで述べている「リウマチ」とは「関節リウマチ」のことです。

関節リウマチは原因がよくわかっておらず、難病のひとつに指定されています。治療法は薬物療法が中心ですが、重篤な副作用が生じたり、効果がなかなか得られなかったりと、患者さんの多くが苦痛や不安を抱きながら病気とつきあっているというのが状況です。

私たちの体には、ウィルスや細菌などと戦う免疫のしくみがあります。リウマチになると、なぜか自分の体の一部であるにもかかわらず敵だと認識して攻撃してしまいます。

このように免疫システムの異常が関係しているため、なかなか効果的な治療法が見つからないのが現状です。

リウマチを発症すると、関節の中の滑膜が異常に増殖します。それによって全身の関節に炎症が起きてしまうのですが、最も多いのが指で、次いで手首や膝関節となっています。

初期症状としては「朝方のこわばり」や「左右の手足の関節が腫れる」といったことがあります。特に朝のこわばりは関節リウマチの特徴的な症状で、目が覚めたときに手足や体がなんとなく動かしにくい感じを抱くようになります。手足を動かしているうちに、だんだんと動きやすくなってしまうため、リウマチだとは気づかない人もかなりいます。

また、リウマチの特徴として、左右対称に症状が表れます。右の膝だけが痛くなるということはなく、右が痛ければ必ず左にも痛みが生じるのです。変形性膝関節症なのか、リウマチなのか判断できない場合は、痛みや腫れが左右対称かどうかを見れば確実にわかります。

病気が進行すると症状は全身の関節に表れるようになります。こわばり、しびれ、腫れ、痛みのほかに、関節が変形して動かなくなってしまったりします。また、体のだるさや食欲不振、微熱、体重減少などの症状が表れるのもリウマチの特徴です。

この点も変形性膝関節症と異なるところです。

このように、変形性膝関節症とリウマチでは、発症のメカニズムも異なれば、症状に共通しない点もいくつかあるのです。

にもかかわらず、両者はしばしば混同されて使われることがあります。そもそも「リウマチ」という言葉が、「関節の痛みや腫れ、運動制限（関節を動かしにくくなること）といった症状を伴う病気」という意味であり、「リウマチ性疾患」と言った場合には、変形性膝関節症と関節リウマチの両方が含まれてしまうためでもあります。「リウマチ」はリウマチの原因がよくわからなかった時代につけられた病名であるために、このようなことが生じているのです。

もっとも、現在では関節リウマチは「自己免疫疾患」の関節炎のことを指しています。ややこしいことに、「自己免疫疾患」というと、今度は膠原病や全身性エリテマトーデスも含まれます。

リウマチ治療の現状

先に述べたように、関節リウマチの症状には、関節のしびれやこわばり、痛み、腫れ、動かしにくさといった関節そのものの症状のほかに、微熱や倦怠感、食欲不振、体重減少といった全身症状があります。また、皮下結節といって、肘や指などにしこりができてしまうこともあります。

病状の進行には人によって差がありますが、大きく以下の４つのパターンに分けることができます。

＊Ａパターン……発症後１～２年で症状が緩和されるか、消える。
＊Ｂパターン……改善と悪化を繰り返しながら改善に向かっていく。
＊Ｃパターン……改善と悪化を繰り返しながら悪化に向かっていく。
＊Ｄパターン……進行が早く関節の変形が起きやすい。

【図２】関節リウマチ

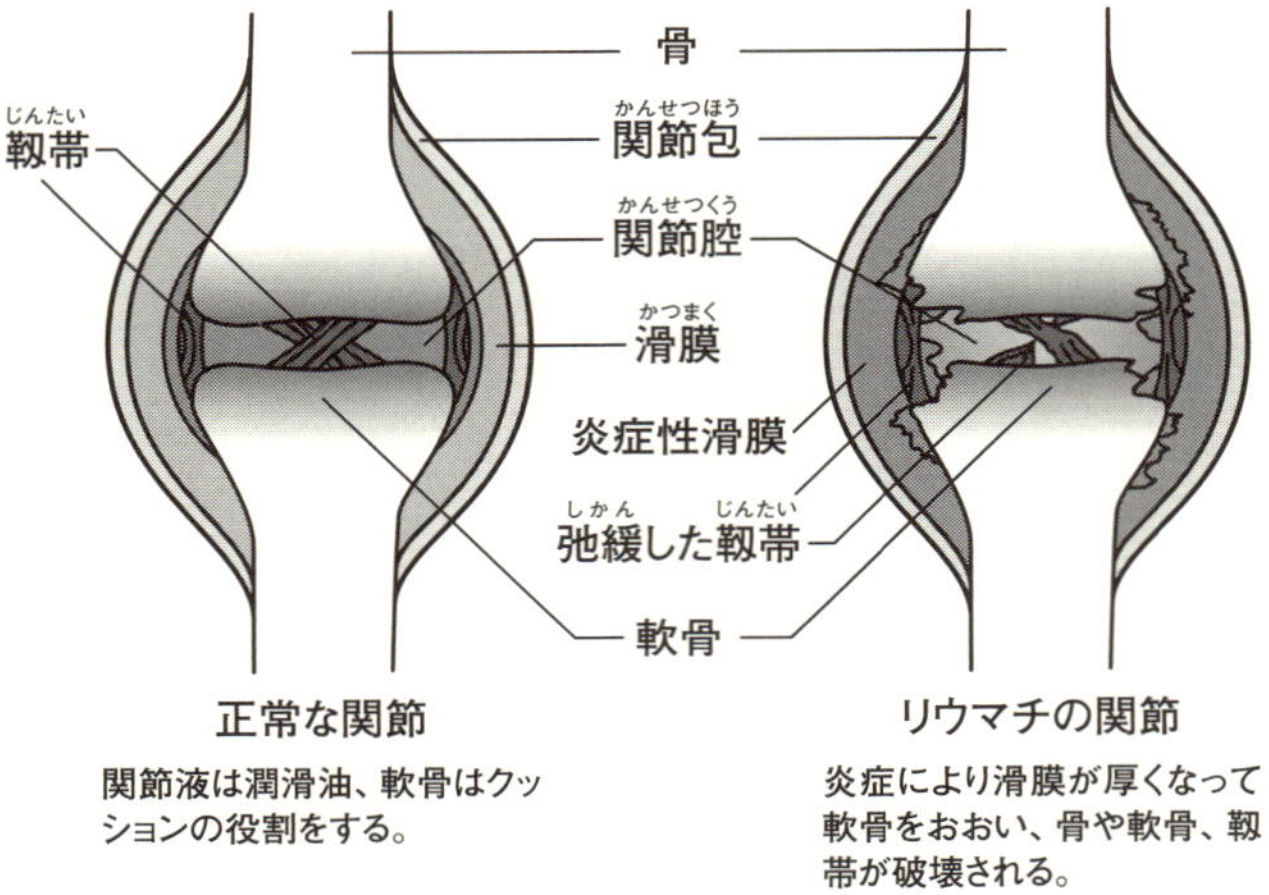

関節液は潤滑油、軟骨はクッションの役割をする。

炎症により滑膜が厚くなって軟骨をおおい、骨や軟骨、靭帯が破壊される。

全体の7割の罹患者がBかCのパターンに含まれ、残りの約2割がA、1割がDに当てはまるといわれています。

関節リウマチが進行すると次第に軟骨が変形してしまい、最終的には関節の機能そのものが失われることになってしまいます。そうならないためには早期発見・早期治療はもちろん、ふだんから予防を心がけ、かかってしまってからはできるだけ改善を促すよう、生活習慣の見直しも必要です。

現在行われているリウマチの治療法は、主に薬物療法です。治療薬は、炎症を抑える「抗炎症剤」と、リウマチの進行を遅らせる「抗リウマチ薬」の2つに大別されます。抗炎症剤には、非ステロイド系抗炎症剤とステロイド剤があり、抗リウマチ薬には化学合成された薬剤のほか、生物学的製剤があります。現在は薬物治療の中心は抗リウマチ薬となっています。それぞれの薬効について、以下に簡単にまとめておきましょう。

◎抗炎症剤

炎症を抑えることによって、痛みやこわばりなどの症状を緩和します。

＊非ステロイド系抗炎症剤

いわゆる痛み止めで、何十種類もの薬剤があります。比較的即効性があるものの、薬によって持続時間は数時間から1日程度と、ばらつきがあります。副作用として胃腸障害があるため、胃腸薬と共に処方されることが珍しくありません。長く使っているうちに効果が得られなくなることがたびたびあり、その場合は他の薬剤を試してみることになります。

＊ステロイド剤

通常の抗炎症剤では痛みや炎症が治まらない場合に使われます。副腎皮質ホルモン製剤で、激しい痛みや炎症にも効くことがありますが、中程度以上の量を長期間、服用し続けると、胃潰瘍や糖尿病、骨粗鬆症、副腎不全、肥満、多毛、皮膚異常、ムーンフェイス（満月様顔貌）などの重い副作用が出る場合があります。

◎抗リウマチ薬

＊免疫抑制剤

体の免疫機能そのものを抑制することによって進行を遅らせる薬です。しかし、効き目が出るまでに、通常1ヶ月から3ヶ月ほどかかってしまいます。白血球の減少やタンパク尿、湿疹など、薬によってさまざまな副作用が伴います。

代表的な免疫抑制剤にメトレキサート（商品名・リウマトレックス）があり、世界的に使われています。

＊生物学的製剤

現在、最も効果が期待されているのが生物学的製剤です。炎症性サイトカインの働きを阻害する機能があり、組織が傷ついて炎症を起こすのを直接防ぐことが可能です。

ちなみにサイトカインとは、免疫細胞が軟骨や滑膜など自己の成分を攻撃するために分泌される物質です。

生物由来の材料を使って、バイオテクノロジー技術で医薬品にしたことから「生物学的製剤」と呼ばれています。

一部の製剤では自己注射が認められており、これにより劇的に症状が改善した例もあります。

画期的な効果が認められるものの、免疫抑制剤と同じく、免疫機能を低下させてしまうため、ウィルスなどの外敵に弱くなり、肺炎や肺結核などの感染症を起こしやすくなってしまいます。また、生物由来であるが故にアレルギー反応が起こることがあり、注意が必要ですし、製剤の発売からの年数が浅く、長期の使用でどのような副作用が出てくるのか、不明なことも多いのです。

また、薬にかかる費用が非常に高く、保険が適用されるものの患者さんの負担はかなり大きくなっています。

薬物療法と並ぶ治療法として、手術があります。

増殖してしまった滑膜を切除して、病気の進行を防ぐ「進行防止手術」と、関節の変形がかなり進行して機能が失われた場合に、人工関節を使って再建する「関節機能再建手術」があります。

しかし、リウマチは関節であれば、どこにでも症状が出る病気です。たとえ膝関節を手術で回復させることができても、いつ、他の関節に症状が出るかわかりません。

手術をしても十分な効果が出にくいケースも多いものです。

また、人工関節にも寿命があるため、ときがくれば再手術をしなければならないといった問題もあります。

副作用が伴ううえ、薬の効果が思うように得られない、手術でも根本的な治療にならないということで、リウマチの方は常に安心かつ効果的な療法がないかと探している状態です。

プロテオグリカンは、そのような方々にこそ試していただきたい新成分だといえます。

副作用のない、安心・安全な根本治療を目指して

変形性膝関節症の根本治療は、軟骨の破壊を食い止めると同時に再生を促進して関節の変形を防ぐことです。

近年、「節々のためのサプリメント」として、グルコサミンやコンドロイチンといった成分を含有するものが市場を賑わしてきました。

確かに、軟骨に含まれる成分を補うことができれば根本治療になります。しかし、従来のサプリメントの多くが、その効果のほどが明確ではありません。効果を得ようと思えば大量に摂取しなければならない例もあるようです。

これは、消化吸収の過程に問題があるのです。肉や魚、野菜などといった食品と同じように、いったん分解されてから体内で再合成されるという過程を経るため、多くのサプリメントが、そのままの状態ですぐに体の中で役立つわけではないのです。わかりやすくいえば、軟骨の成分であるグルコサミンやコンドロイチンを摂取しても、そのままの状態で軟骨まで届けられるわけではないということです。

一方、リウマチを根本的に治療しようとすれば、自分自身を敵と見なして攻撃してしまう、いわば免疫が暴走している状態を食い止めなければなりません。同時に、関節を保護する成分を補うことが大切です。

リウマチの改善を目的としたサプリメントもありますが、患者さんによって得られる効果にばらつきがあるとともに、大きな改善には至らないのが現状です。

それだけに、新素材プロテオグリカンには大きな期待を抱くことができます。膝関節痛の二大原因である「変形性膝関節症」「リウマチ」のいずれについても効果が認められているのです。

では、プロテオグリカンとはどのような成分で、どんな効果を発揮するのでしょうか。

第２章で詳しくお話ししていきます。

第2章

膝関節症に新たな光。弘前大学が実証したプロテオグリカンの軟骨再生作用

いま最も期待される生体成分プロテオグリカン

近年、医薬品だけではなく、体に負担をかけずに徐々に体調を整えていきたいという健康意識の高まりから、さまざまなサプリメントが登場するようになりました。

より安心かつ確かな効能のある成分を活用するために、専門家や研究者は日夜努力を重ねています。

プロテオグリカンも、そうした中でサプリメントへの使用が実現した成分で、現在、最も注目されています。

ここではプロテオグリカンを徹底解剖していきましょう。

まず、「プロテオグリカン」という名前から説明しましょう。

「プロテオ」とは「プロテイン＝タンパク質」です。そして、「グリカン」は多糖類を意味します。

このことから「プロテオグリカン」とはタンパク質と糖の複合体、「糖タンパ

【図3】軟骨組織模式図

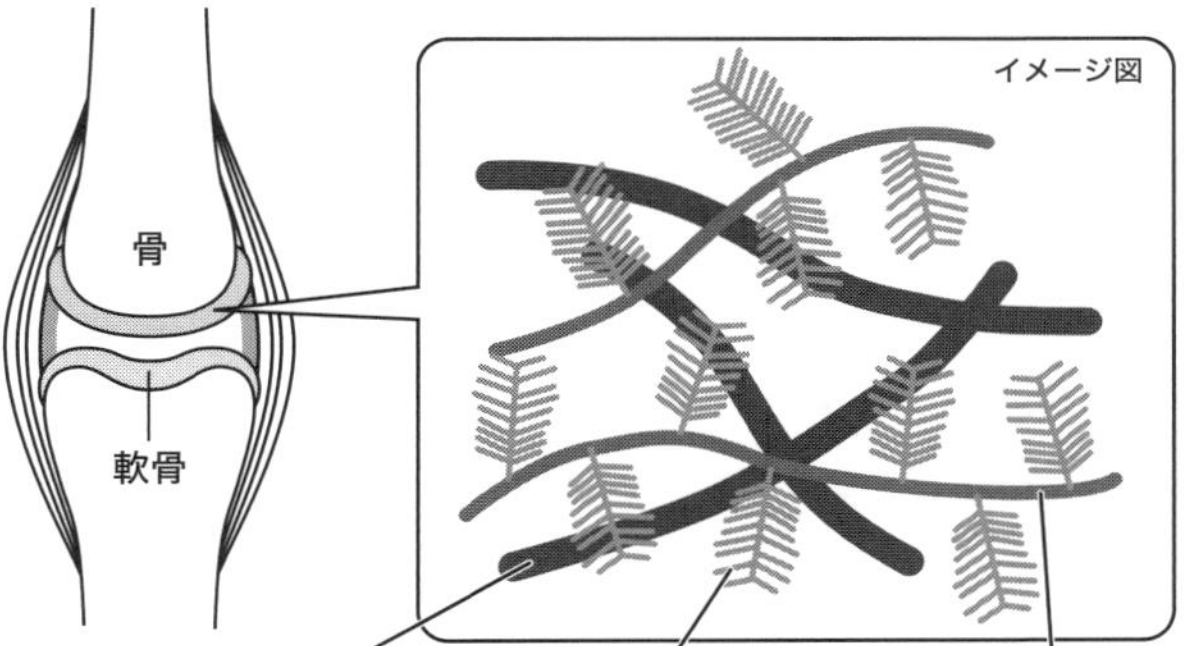

Ⅱ型コラーゲン
繊維状の成分でネットのように「ヒアルロン酸」や「コンドロイチン」を包み込みます。

プロテオグリカン
軟骨そのものとまで言われる期待の新成分。軟骨で様々な役割を担っています。

ヒアルロン酸
水分を保持する性質をもち、関節内の潤滑油のような役割を果たします。

ク質」のひとつだということがわかります。

もう少し詳しく説明すると、コアタンパク質と呼ばれるものに、グリコサミノグリカン（GAG）と呼ばれる糖鎖が共有結合している糖タンパク質です。「コアタンパク質」というのは、たとえるなら団子の串のようなものです。その串に、鎖のように組まれている糖質＝糖鎖が結合しているのです。グリコサミノグリカンはコンドロイチン硫酸、ケラタン硫酸などから成り立っています。

図3をご覧ください。一本の串に鎖がたくさん結合して、ブラシのような

形態になっていますね。このブラシのようなものがヒアルロン酸やコラーゲンなどと共に細胞外マトリックスを形成し、身体の組織を維持しています。「細胞外マトリックス」は「細胞間液」とも呼ばれ、細胞組織同士をつなぐ役割をしています。たとえば、栗ようかんの栗が細胞組織だとすると、それをつなげる羊羹の部分が細胞外マトリックスです。この細胞外マトリックスの中に、プロテオグリカンが存在しています。図を見てもわかるように、ヒアルロン酸やコラーゲンなどに結合しているのです。まるで枝から葉が出ているようですね。

プロテオグリカンは私たちの体に存在している

プロテオグリカンは皮膚や軟骨、血管、脳、腱、骨など、動物の体内のあらゆるところに存在しています。もちろん私たちの体内にもあります。

どこに存在するかによって、芯となっているタンパク質の種類や結合する糖鎖が異なるので、いくつかのタイプがあります。たとえば、基底膜に存在するプロ

【図4】軟骨プロテオグリカン模式図

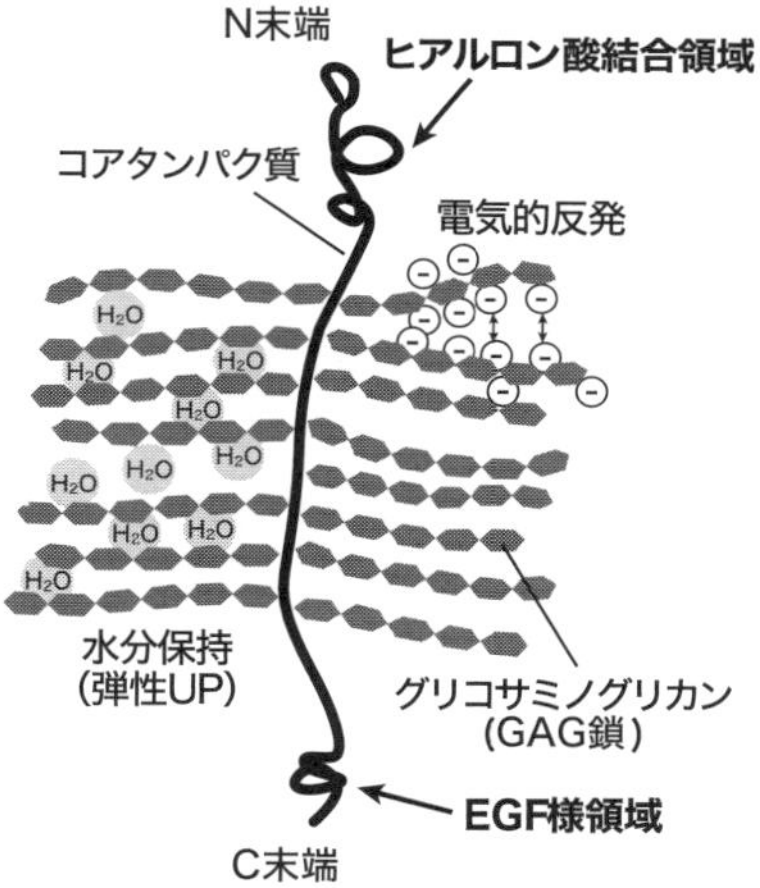

テオグリカンは「パールカン」、真皮層には「ヴァーシカン」と呼ばれるプロテオグリカンが存在しています。

図4は、軟骨型のプロテオグリカンを表しています。この軟骨型プロテオグリカンは体の中で最も量が多く、組織そのものも巨大です。主に関節のクッションや、関節の組織同士の接着剤のような役割を果たしています。

驚くべき保水性

プロテオグリカンの最大の特徴は、なんといっても保水力です。もともと糖には「水親和性」といって水と結合しやすい性質があります。それが鎖状になれば、さらに水親和性は高くなります。その鎖が一本の芯に結合しブラシのような形をとっていれば、ますます多量の水を保持することが可能となります。

プロテオグリカンに含まれる多数のグリコサミノグリカン鎖群は、まるでスポンジのように水分を保持する力を持っています。P63の**図4**のように、鎖と鎖の間に水分をため込むことができるのです。

先ほど、軟骨型プロテオグリカンは関節のクッションや関節の組織そのものを維持する役割を果たしていると述べました。

つまり、体の関節は、高い保水性を持つプロテオグリカンが存在しているからこそスムーズな動きが可能となるのです。

図5のグラフは、プロテオグリカンの保水性を表したものです。これはサケ鼻軟骨由来のプロテオグリカンの保水性について調べたものです。

乾燥した環境のもと、どれだけ水溶液を保っていられるかを実験したところ、プロテオグリカンには、ヒアルロン酸と同じくらいの保水効果が確認されました。

【図5】プロテオグリカンの保水性

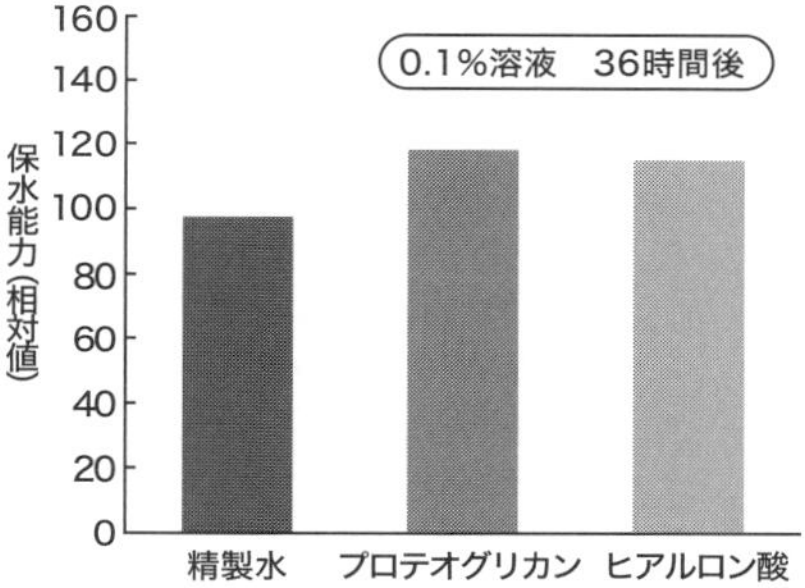

となると、ヒアルロン酸をとっていれば軟骨の働きが維持されるのでは?と思ってしまうかもしれません。しかし、プロテオグリカンには保水性にとどまらない働きがあるうえに、体の免疫機能にも働きかけるなど、さまざまな作用で関節の不快な症状を改善します。関節の維持健康と痛みの改善は、保水性だけでは不十分であるところを、プロテオグリカンは多角的なアプローチをしてくれるというわけです。

コラーゲンもヒアルロン酸も、軟骨の成分

ここで、もう一度、軟骨について見てみましょう。今度は軟骨の成分にスポットを当てます。

第一章で、軟骨の成分のほとんどが水であることを述べました。**図6**を見てわかるように、軟骨に含まれ

【図6】軟骨の構成成分

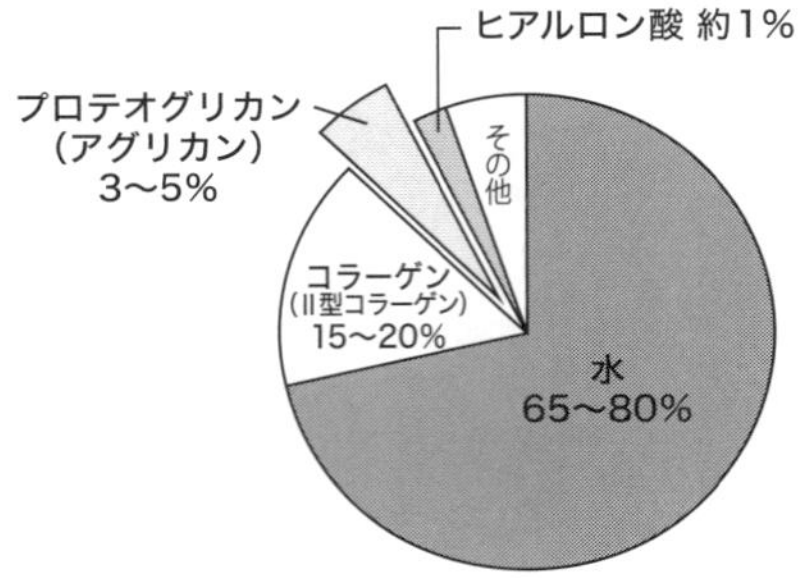

る水は65～80％にもなります。残りの成分は、コラーゲン（Ⅱ型コラーゲン）が15～20％、プロテオグリカンが3～5％、ヒアルロン酸が約1％、残りの「その他」は、軟骨細胞です。

これらの成分の中で、クッション性や衝撃への耐性といった軟骨特有の機能を担っているのはプロテオグリカンです。

どれほど健康な人であっても、加齢によって軟骨細胞は減少し、コラーゲンやプロテオグリカンの働きが低下し、軟骨の中に含まれる水分そのものが減ってしまいます。

近年、関節の痛みを改善するためのサプリメントが登場しています。ヒアルロン酸やコラーゲン、コンドロイチン、グルコサミンなどは、すっかりおなじみの成分となりました。これらはいずれも軟骨基質の補給を目的としていました。つまり、軟骨の成分が減ってしまったのなら、サプリメントでその成分を補給しようということです。

ヒアルロン酸やコンドロイチン硫酸、コラーゲンなどが先行利用されてきたのは、これらの成分が比較的単純な糖鎖やタンパク質といった組織構成であったため、取り出しやすかったことが理由です。

実は、これらの成分と共にプロテオグリカンに期待が寄せられていたのですが、巨大で複雑な構造をしていたために、ひとつの複合糖質として取り出すことが困難だったのです。

こうして関節サプリといえば、グルコサミンやコンドロイチンといったサプリが登場することになりました。

しかし、軟骨の基となる成分を経口によって補っても、そのままその成分が体の軟骨を生成してくれるわけではありません。消化・吸収によって、体内でどのような利用のされ方をするかということを考慮すると、残念ながら効能について大きな期待はできないというほかありません。

実は、この点もプロテオグリカンが注目される理由となっています。

経口摂取したプロテオグリカンがそのまま自分の軟骨になるとまでは言い切れませんが、マウス実験や臨床試験の結果、きわめて効率よく軟骨の機能が向上しているのです。

プロテオグリカンには補給ということのみならず、正常な軟骨代謝を促進させる作用があるため、根本的な関節改善効果が期待されています。

プロテオグリカン開発初期の価格は1gあたり3000万円！

プロテオグリカンの研究開発がスタートしたのは1980年。日本の糖質・糖鎖の先進研究で知られる弘前大学の高垣啓一教授（故人）が、糖鎖工学の世界的権威である遠藤正彦・現特任教授のもとで着手しました。

その当時、プロテオグリカンは、ウシの気管軟骨などを原料としており、抽出・

精製過程は、かなり複雑なものでした。

しかも、精製量はごくわずか。手間がかかるわりに、少ししか精製できないとなれば高価になるのも当然です。

その当時のプロテオグリカンは、1グラムあたり、なんと3000万円にもなりました。効能を調べるためのマウス実験などに使う量は1回あたり1ミリグラムですから、実験のたびに3万円もかかってしまいます。これではあまりにもコストがかかりすぎて、プロテオグリカンについての研究をなかなか進めることができません。

しかも、抽出にはクロロホルムやエタノール、グアニジン塩酸塩など人体に不適切な薬剤が使用されていたために、安全性が前提となる応用実験には不向きでした。

この頃すでに理論上ではコラーゲンやヒアルロン酸を上回る効果が期待されていることがわかっていただけに、コストと安全性という最も基本的なものが高いハードルとなっていたことは、プロテオグリカンの開発を大きく遅らせることになりました。

それでも高垣教授は、このような状況をなんとか打破しようと基礎研究を重ねる一方、１９９７年に青森県内の産学官ネットワーク「青森糖質研究会」を結成しました。資金面を始めとするさまざまな問題を解決し、研究を前進させようと考えたのです。

これでようやく研究を進めることが可能になると、どれほど安堵したかしれません。

ところが、思いがけない事態が生じました。ＢＳＥ（ウシ海綿状脳症）が世界的に問題となり、精肉以外のウシの部位を入手することが困難となってしまったのです。

ただでさえ高嶺の花だったプロテオグリカンが、その原料さえも手に入らない。これでは研究そのものが絵に描いた餅で終わってしまいかねません。

しかし、この最大の危機が、実は最高のチャンスとなったのでした。

プロテオグリカンのルーツは郷土料理

北海道や東北地方出身の人の中には「氷頭《ひず》なます」という料理があることをご存じの方も少なくないことでしょう。

氷頭とはサケの鼻軟骨部位で、氷のように透明であることから、この名がついたともいわれています。「氷頭なます」のほか、新潟県では味噌で味付けをした「氷頭もみ」や、細かくした氷頭に味噌や薬味を加えた「氷頭たたき」などの料理もあります。

氷頭は古くからサケが獲れる地方で食べられてきた郷土料理で、平安時代の宮中行事を記した『延喜式』にもその記録が見られます。献上品として記録されていますから、貴重なものだったのでしょう。現在も「氷頭なます」は東北地方の正月料理に欠かせないものです。

この「氷頭なます」に大きな可能性が秘められていました。

サケの中でも産卵期を迎えたオスは、鼻軟骨が急激に伸びて先が鍵のような形

【図7】家庭でよく購入する魚介類

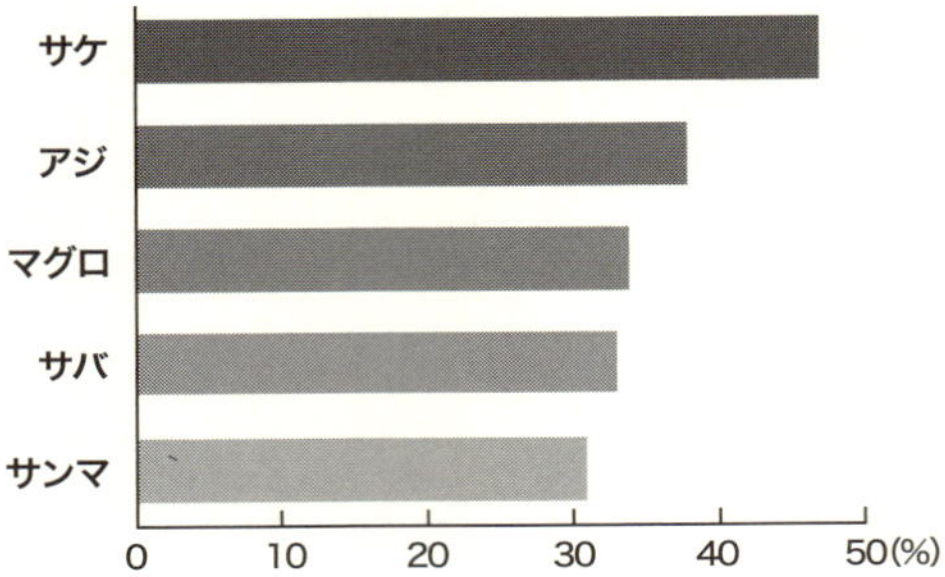

になります。メスに対してアピールするためでもあると同時に、浅い川を上る際に石に頭をぶつけたときのクッションになったり、他のオスと闘う際に有利になるなどといった説があります。

ともあれ、魚類の中でも鮭の鼻軟骨の量は飛び抜けているのです。

高垣教授は、豊富なサケ軟骨の中に多くのプロテオグリカンが含まれていることに着目していました。

サケ1尾の体重は4kg前後、頭部の重さは500~600g、そのうち約35gが鼻軟骨です。そのうえ日本はサケの養殖技術が世界的にも進んでおり、毎年約20万トンものサケが水揚げされます。

図7の「家庭でよく購入する魚介類」を見てもわ

かるように、魚介類の中でも消費量が非常に多く、家庭でよく購入する魚介類の1位にあげられます（平成19年度食料品消費モニター調査）。

このことは、プロテオグリカンの原料がいかに豊富であるかを示しています。問題は、どのようにして抽出するかでした。

高嶺の花から安心で身近な成分へ

サケの鼻軟骨にあるプロテオグリカンを、どうすれば取り出すことができるのか。

加熱してしまったり、薬剤を加えてしまえばプロテオグリカンの構造が変化してしまいます。

その答えも、伝統料理「氷頭なます」にありました。

「氷頭なます」はサケの頭から取り出したばかりの鼻軟骨を薄くスライスし、甘酢に3〜4日間、漬け込んでつくります。漬け込んでいるうちに硬かった鼻軟骨が軟らかくなり、適度な歯触りを残した食感に変わります。これは氷頭を酢に漬けているうちに軟骨組織の結合が弱められたためです。

「ということは、酢の中に、結合を支えていたプロテオグリカンが溶け出しているに違いない」

高垣教授は、そうひらめきました。

それも、居酒屋で、「氷頭なます」を肴に一杯飲んでいる際に、突如として閃光が走ったのです。寝ても覚めても、プロテオグリカンの研究をいかに進めていくかを考え続けていたためでしょう。

高垣教授は酢酸には細胞外マトリックスである鼻軟骨組織を断ち切って、プロテオグリカンを抽出する力があるにちがいないと考えました。

この仮説に基づいて新たな研究が始まったのが1998年です。

高垣教授は「青森糖質研究会」に加え、弘前大学内に研究の成果を広く地域に還元することを目的とした「地域共同研究センター」を設立。一方、青森県側には産学連携をサポートする財団法人「青森テクノポリス開発機構」という新規事業支援の組織ができました。

高垣教授は「青森テクノポリス開発機構」が1998年5月に開催した「大学研究シーズ講座」にて、プロテオグリカン研究の途中経過や、プロテオグリカンの大量生産化がもたらす多くの可能性についての発表をしました。

それがたいへんな注目となり、科学技術振興事業団の独創的研究成果育成事業に推薦され、開発がスタートしたのです。

このことによってプロテオグリカンの研究はさらなる進歩を遂げることになりました。その結果、ついに人体に安全な食用酢酸とアルコール（エタノール）だけを使って、サケ鼻軟骨から高純度のプロテオグリカンを大量に取り出す生産技術が確立したのです。奇しくも21世紀最初の年、2000年のことでした。

従来に比べて価格は、なんと1000分の1以下。そのうえヒトでの試用にも使うことのできる高い安全性を兼ね備えています。

まさに画期的な発明としかいいようがなく、現在ではサケの主産国であるアメリカやロシアでも特許を取得しているほどです。

プロテオグリカンの研究は、名実共に日本が世界をリードする最先端科学のひとつなのです。

最先端技術をシンプルな方法で

酢酸を使ったプロテオグリカンの抽出法を、もう少し詳しくお話ししましょう。最先端技術が、意外にもアナログでシンプルな方法をとっていることに驚くはずです。

サケの鼻軟骨を粉砕し、濃度4％の食用酢酸溶液に72時間浸漬するのです。最新技術といっても、基本は「氷頭なます」とまったく同じ方法というわけです。しかし、ここからは少し専門的になります。

酢酸溶液の中に溶け出しているプロテオグリカンは、さまざまな分子サイズになっています。これを薄膜装置を通すことで、一定の分子サイズのプロテオグリカンを取り出します。

ざるで漉すのと同じ要領です。分類されたプロテオグリカンは、用途によって使い分けられています。

酢酸溶液の中からプロテオグリカンを取り出すときには、アルコールを使います。プロテオグリカンは酢には溶けてもアルコールには溶けない性質を持っているのです。

溶液のアルコール濃度を高めていくと、プロテオグリカンが沈殿し始めます。

こうしてプロテオグリカンを取り出すのです。

天然プロテオグリカンのほうがよりコスト安で効果的

開発当初の1000分の1以下のコストを実現したシンプルな最先端技術。

しかし、さらなる低コスト化への試みが、弘前大学・加藤陽治副学長らによって進められました。

それが「天然型プロテオグリカン」です。

従来のように、プロテオグリカンだけを取り出すのではなく、あえて鼻軟骨に含まれている他の多糖類、オリゴ糖などと一緒に利用しようというものです。すると加工をもっと簡単にすることが可能になり、コストもさらに抑えられるというわけです。

それだけでなく、他の成分との相乗効果のようなものも期待できることになります。

加藤副学長らは「乾燥粉末化」という技術を考案しました。

水で洗浄したサケの鼻軟骨を丸ごと乾燥させ、アルコール（エタノール）を使って組織内の脂質成分をゼロレベルになるまで溶出させて取り除きます。これを再度、乾燥させてから微粉末化させます。

未精製のため、さまざまな物質が混在してはいますが、プロテオグリカンは約40％も含まれています。さらには、鼻軟骨に含まれる良質なコラーゲン、カルシウム、食物繊維なども、一体的に利用できます。捨てるところがまったくない、素晴らしい原料利用法です。

潰瘍性大腸炎のラットを使った実験では、純度の高いプロテオグリカンよりも、さまざまな成分が含まれた、純度の高くない「天然型プロテオグリカン」のほうがよい治療効果が得られました。

これは研究者にとっても予想を裏切る結果でした。純度の高いプロテオグリカンの方が、当然良い結果をもたらすだろうと考えられていたのです。

人体内では、ひとつの物質が単独で作用するということはありません。また自然界では単独物質でひとつの食品というものも存在しません。つまり、さまざまな物質が混在することによって、よりプロテオグリカンが作用するようになると考えられます。

天然型プロテオグリカンの開発によって、プロテオグリカンがさらに身近な成分となりました。

これら二つの方法で取り出されたプロテオグリカンは、すでに多くの実験や臨床試験によって問題がないことが立証され、今ではサプリメント製品に使われ始めています。

実験で証明・プロテオグリカンパワー①
軟骨のもとになる細胞が増える!

このように、画期的な方法でプロテオグリカンを抽出・精製することが可能になったため、さまざまな実験や臨床試験も急速に進展しました。

ここからはプロテオグリカンが持つ作用について、実験データや臨床試験結果をもとに説明していきましょう。

まず、「軟骨前駆《ぜんく》細胞増殖促進作用」についてです。

軟骨前駆細胞とは、軟骨をつくる基になっている細胞のことです。変形性膝関節症を発症した軟骨組織では、軟骨細胞が減少してしまうため、プロテオグリカンなど軟骨の基となる成分の生産量も減少します。これが軟骨のすり減りにつながります。

そこで、細胞にプロテオグリカンを加えることによって、前駆細胞にどのような変化が起きるかを実験しました。

【図8】プロテオグリカンの軟骨前駆細胞増殖促進作用

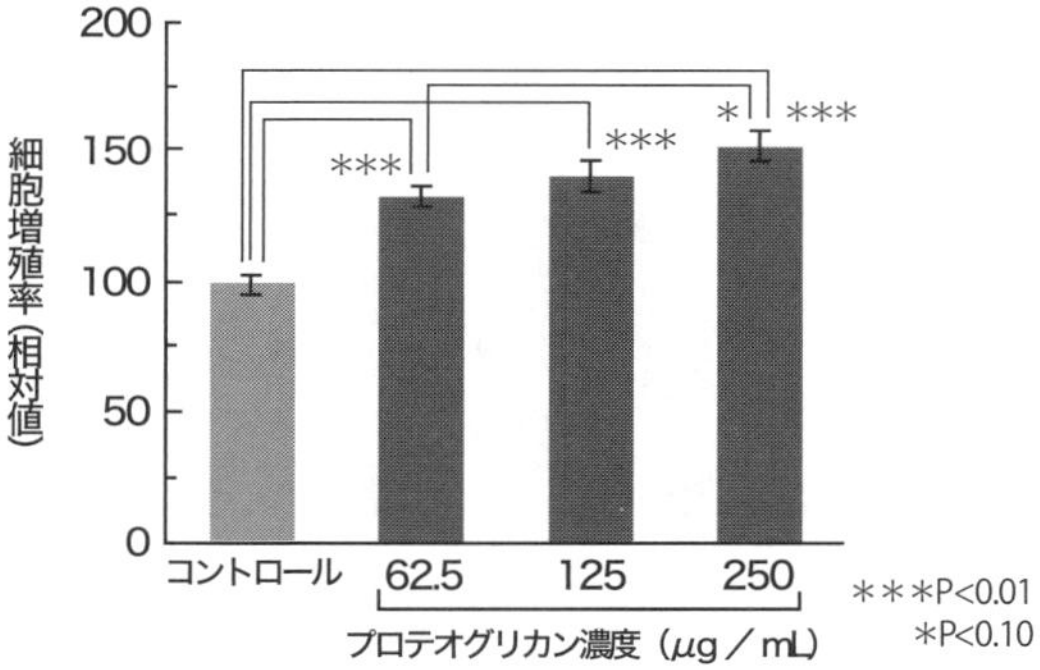

試験方法は、軟骨細胞をプレートに入れ、一方にはプロテオグリカンを添加し、もう一方には何も入れず7日間の培養を行いました。

その後、培養した細胞数をMTT法と呼ばれる方法で測定し、軟骨前駆細胞が増殖しているかどうかを調べました。

その結果、無添加の細胞に比べて、プロテオグリカンを添加した細胞には、かなりの軟骨前駆細胞増殖促進作用が確認されました。

図8をご覧ください。「コントロール」とあるのはプロテオグリカン無添加の細胞です。その右がプロテオグリカンを添加した細胞です。

図を見てもわかるように、プロテオグリカンの濃度が高いほど、軟骨前駆細胞増殖促進作用があ

【図 9】各試料の軟骨前駆細胞増殖促進作用

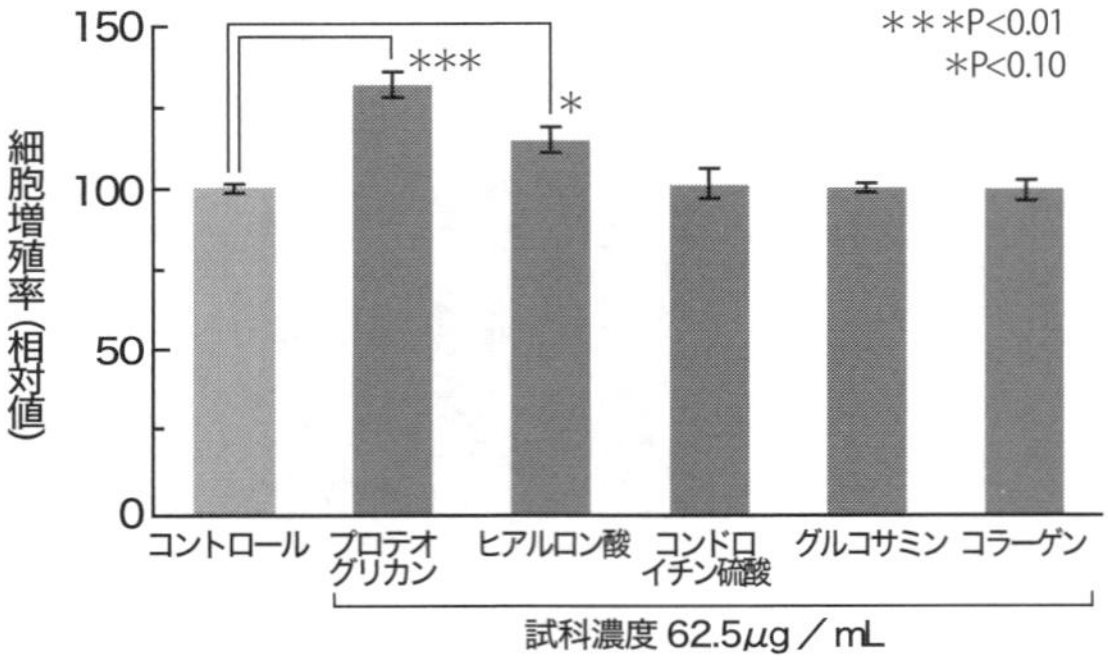

ります。

なお、比較対象として、グルコサミン、コンドロイチン硫酸、コラーゲン、ヒアルロン酸を添加した実験も行いました。

その結果、**図9**にあるように、ヒアルロン酸には若干の細胞増殖促進作用が認められたものの、グルコサミンやコンドロイチン硫酸、コラーゲンでは影響が見られませんでした。つまり、この3つの成分は、軟骨の基となる細胞を増やすことはないのです。

以上の実験結果によって、プロテオグリカンには、軟骨前駆細胞増殖促進効果による軟骨の再生が期待できることがわかりました。

実験で証明・プロテオグリカンパワー②
軟骨の再生が促進される！

変形性膝関節症の大きな原因のひとつが、加齢によって新陳代謝が低下し、軟骨の再生が破壊に追いつかないことであることは、すでにお話しした通りです。ということは、軟骨の再生が促進されれば、変形性膝関節症の改善や予防になるはずです。そこで「軟骨分化促進作用」についての実験が行われました。

軟骨細胞にプロテオグリカンを添加し、細胞にどのような変化が表れるかを見ます。また、比較対象として、何も添加しないものと、グルコサミン、コンドロイチン硫酸、コラーゲン、ヒアルロン酸を添加したものも同じ条件下で実験を行いました。さらに、陽性対照として軟骨分化誘導剤インスリンを添加したものを用いました。

図10は軟骨多段階分化していく様子を表した顕微鏡写真です。増殖（7日目）で軟骨前駆細胞がかなり増殖しているのが見て取れます。

【図10】軟骨多段階分化モデル（軟骨分化）

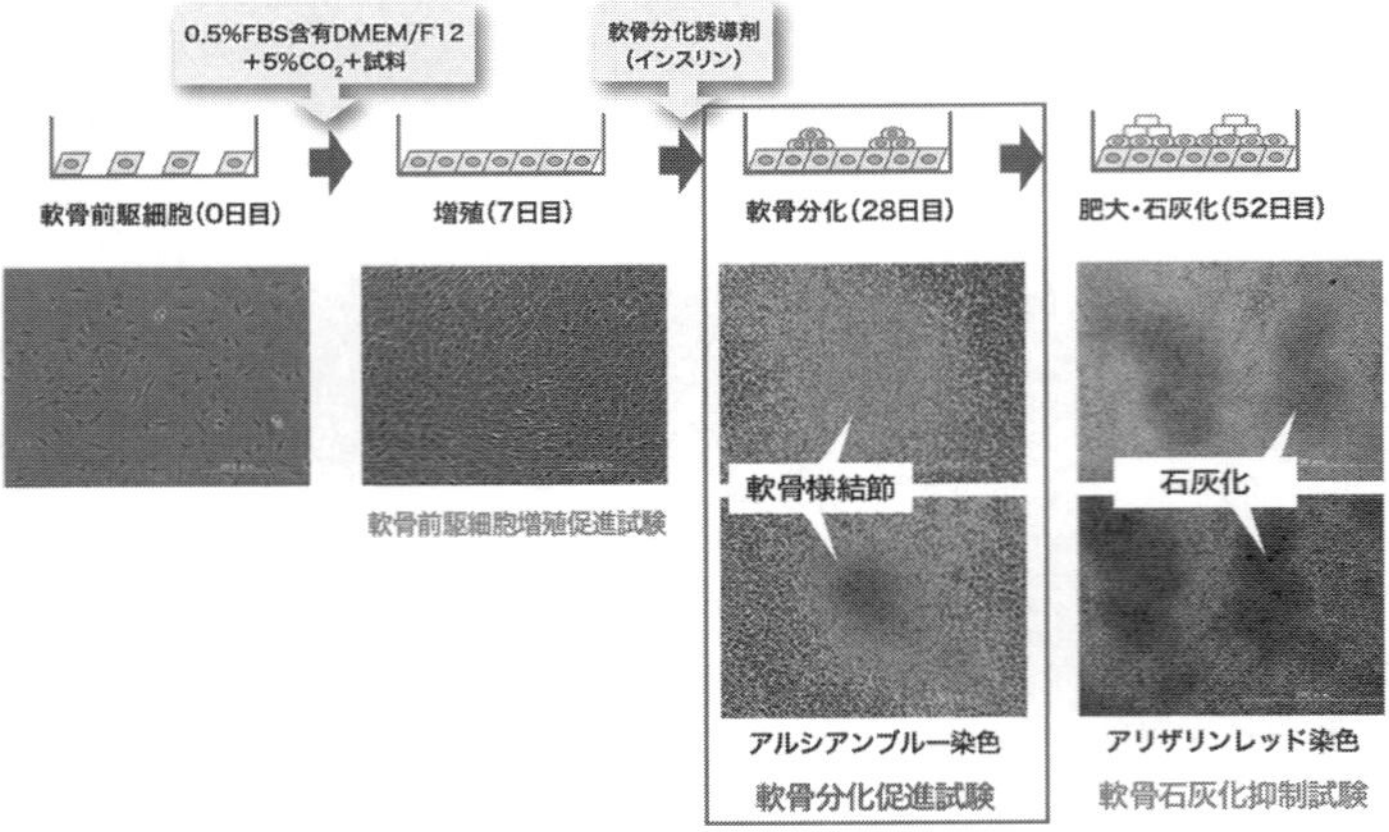

さらに28日目になると軟骨分化が始まります。軟骨は増殖した細胞が集まってきて、さらに中央が盛りあがり結節をつくることによってできます。これを軟骨分化といい、結節したものを軟骨様結節といいます。プロテオグリカンを添加した細胞は、28日目には分化が進んで結節ができています。アルシアンブルーで細胞を染色した写真がありますが、中央がより濃い色になっているのがわかります（本書カバーにカラー写真を掲載しています）。

図11のグラフは、プロテオグリカンの濃度によって、軟骨分化促進作用にどのような違いが出るかを示したものです。プロテオグリカンの濃度が高ければ高いほどグラフのバーが長く

【図11】プロテオグリカンの
軟骨分化促進作用

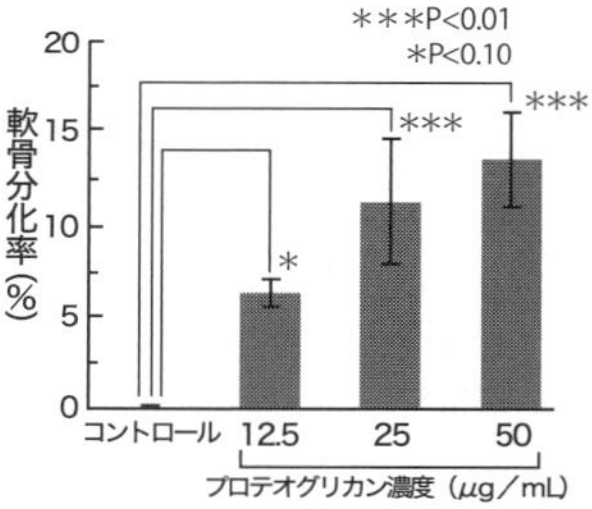

【図12】各試料の軟骨分化
促進作用

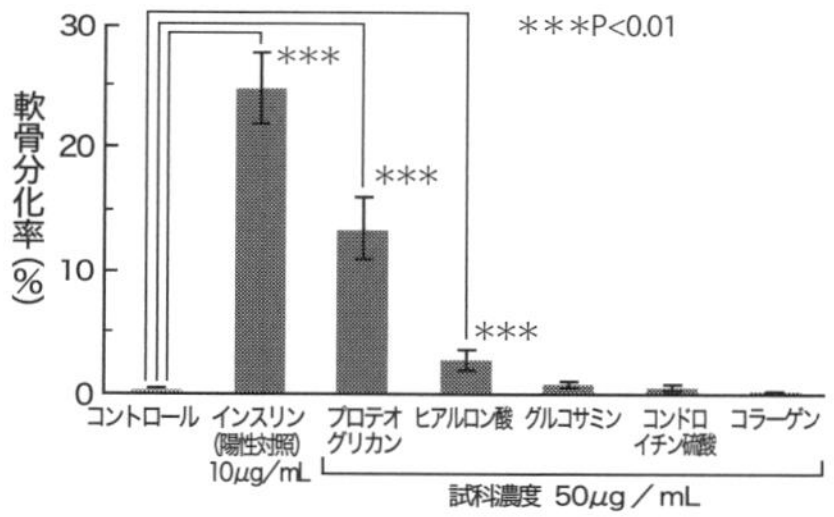

なっています。つまり、軟骨分化促進はプロテオグリカンの濃度と比例しているということです。

比較対象であるグルコサミン、コンドロイチン硫酸、コラーゲン、ヒアルロン酸の結果を示したものが**図12**です。グラフを見るとおわかりいただけるように、プロテオグリカンはコラーゲンやコンドロイチン硫酸、グルコサミンの約10倍もの軟骨分化促進効果があります。ヒアルロン酸と比較しても約5倍にもなります。

この実験結果によって、プロテオグリカンには軟骨の再生を促す性質があることがわかりました。変形性膝関節症の改善や予防に大きな期待が持てます。

実験で証明・プロテオグリカンパワー③
軟骨の石灰化を防いで軟骨を維持する！

変形性膝関節症の症状に、軟骨が硬くなる石灰化というものがあります。そして、骨同士がこすれ合うようになってしまい、さらに病状が悪化していくのです。軟骨の維持再生とともに軟骨の石灰化を防ぐことができれば、変形性膝関節症の進行を食い止めることが可能となります。

プロテオグリカンには軟骨の再生を促進する作用がありますが、石灰化を防ぐ働きもあるのではないかと考えられ、実験が行われました。

軟骨細胞にプロテオグリカンを添加したものと、比較対象としてグルコサミン、コンドロイチン硫酸、コラーゲン、ヒアルロン酸を添加したもの、さらに何も加えないものとを用意。それぞれを5％CO_2、37℃の条件で7日間培養を行い、その後、軟骨分化誘導剤としてインスリンを添加してさらに21日間培養することで軟骨を形成しました。その後、試料を添加し、いずれも同じ条件にて24日間培

【図13】プロテオグリカンの軟骨石灰化抑制作用

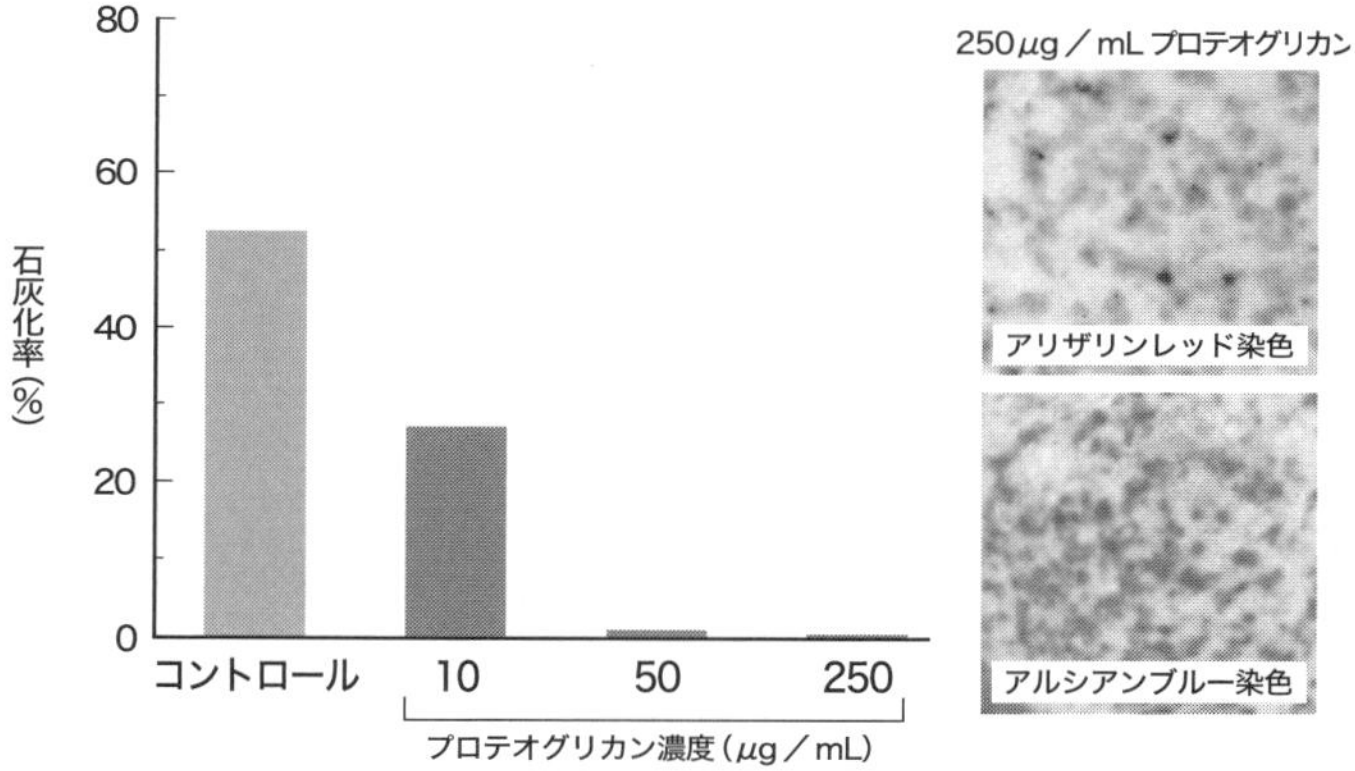

養しました。

培養後、石灰化部位をアリザリンレッドで染色し、染色された部分の割合を算出することで軟骨石灰化抑制作用を解析しました。

前出**図10**の「軟骨多段階分化モデル（軟骨石灰化）」をご覧ください。石灰化した部分は濃い色になっています。

これだけではなかなかわかりにくいので、**図13**のグラフを参照しましょう。コントロールとは何も加えてないものです。プロテオグリカンの濃度が濃いほどに、グラフのバーが低くなっています。250μg／mlでは、ほとんど石灰化が認められません。画像の上は石灰化を起こした部分を染色したものです

【図14】各試料の軟骨石灰化抑制作用

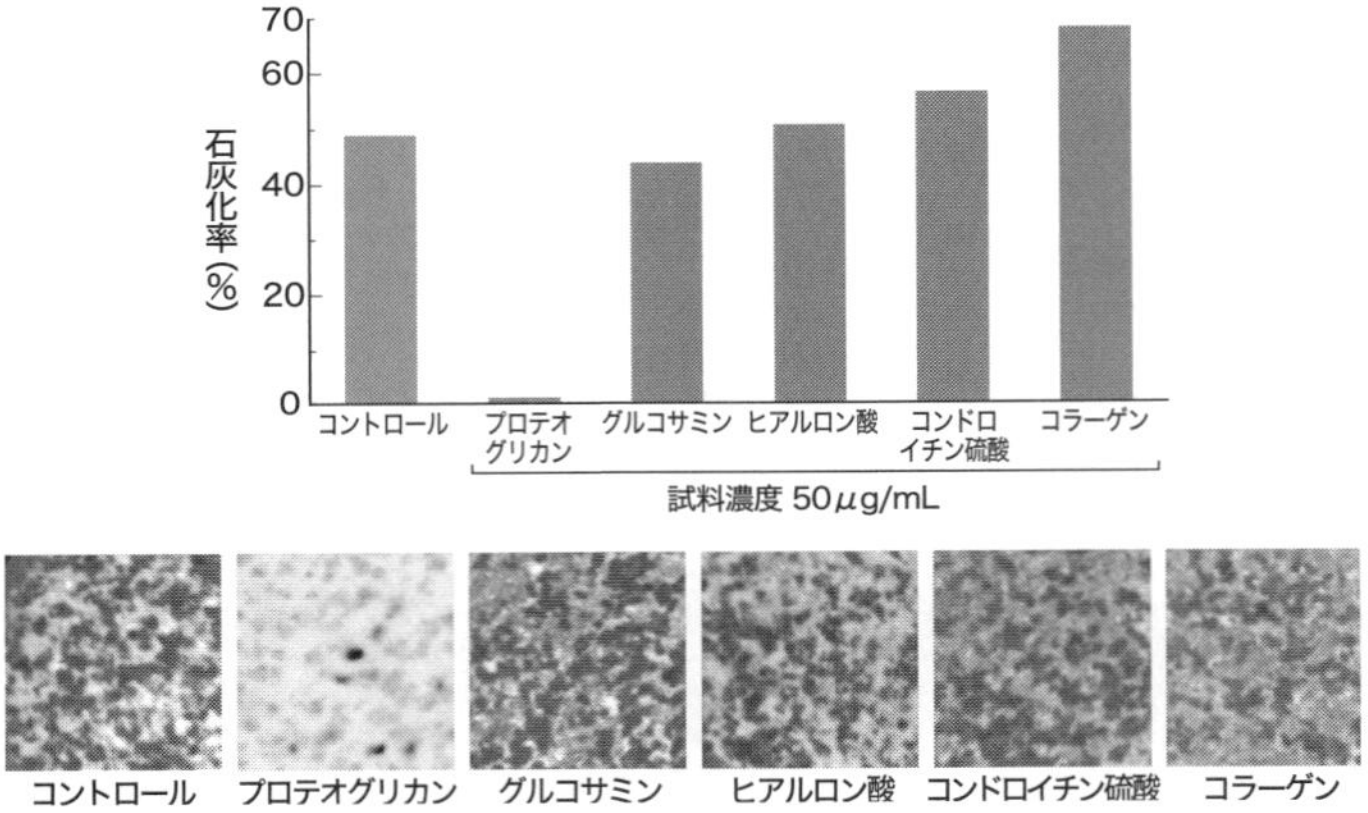

が、染色された部分＝石灰化されたところはごくわずかです。下の画像は軟骨が維持されている部分が濃くなっています。これを見ると、軟骨が維持されているのがわかります。

では、他と比較するとどうでしょうか。**図14**のグラフは石灰化率を示したものです。コラーゲンは非添加のコントロールと比べても石灰化が著しく進んでいることがわかります。コンドロイチンやヒアルロン酸、グルコサミンも同様で、これらの成分では石灰化が止められないことがわかります。

それに対してプロテオグリカンはほとんど0に近い数値で、石灰化を抑制する力が強いことを示しています。また、下の写真は石灰化した部分を染色していますが、プロテオグリカン以外は、いずれも濃い色が目立ち、石灰化抑制がほとんど期待できないことがわかります。

この実験結果によって、プロテオグリカンには明らかに軟骨の石灰化を抑制する効果があり、軟骨の維持や関節症の病状改善に有効であることがわかりました。

臨床試験で医師が証明 プロテオグリカンがつらい疼痛を緩和する

軟骨細胞を使った数々の実験が、いずれも素晴らしい結果を残したことから、臨床試験も実施されることになりました。

臨床試験に使用されたプロテオグリカンF（プロテオグリカン含有サケ鼻軟骨抽出物）は、サケ Oncorhynchus keta（Salmonidae）の鼻軟骨から抽出して得られたプロテオグリカンの溶液に、賦形剤を加え乾燥して得られた粉末で、プロテオグリカンを20％以上含みます。

まず第一に関節痛が緩和されるかどうかの実験です。

膝関節症の症状で、なんといってもつらいのは痛みです。軟骨の再生が促進されたり、石灰化が抑制されるということは、痛みも緩和されるのではないかということが考えられます。

臨床試験は、膝関節症の被験者を対象に行われました。それぞれの被験者にカプセル状のプロテオグリカンを服用してもらい、医師によるJOA(日本整形外科学会変形性膝関節症治療成績判定基準)および、JKOM(日本版変形性膝関節症患者機能評価尺度)、さらに、VAS(視覚的アナログ尺度)によって疼痛改善の評価を行いました。

試料は、プロテオグリカンF50mg(プロテオグリカンとして10mg)にデキストリン(デンプンを原料として加熱・酵素処理し、消化されにくいデンプン分解物を精製・分離した水溶性食物繊維のこと)を加えたものをカプセルに詰めたものです。

臨床試験の方法は、軽度の膝関節痛のある40~70代の男女12名(平均年齢58・

8歳）の被験者に、プロテオグリカンのカプセルを12週間摂取してもらいます。それぞれの方々には文書にて同意をいただきました。

まず、関節状態の他覚所見（ＪＯＡ）についてです。

ＪＯＡ(Japanese Orthopaedic Association clinical trials response)スコアとは、日本整形外科学会が定めた機能評価基準であり、判定は医師によって行われます。摂取前と摂取4週間後、8週間後、12週間後に、もともと痛みが強かったほうの膝関節について、医師による聞き取り方式の問診が行われ、以下の4項目と、それらの合計スコア（１００点満点）について点数評価しました。

1．疼痛・歩行能（30点満点）
2．疼痛・階段昇降能（25点満点）
3．屈曲角度および強直・高度拘縮（35点満点）
4．膨張（10点満点）

ＪＯＡの結果をまとめたのが**図15**「プロテオグリカンＦによるＪＯＡの変化」です。疼痛・歩行能、疼痛・階段昇降能、合計スコアのいずれもスコアが上昇し

【図15】プロテオグリカンFによるJOAの変化

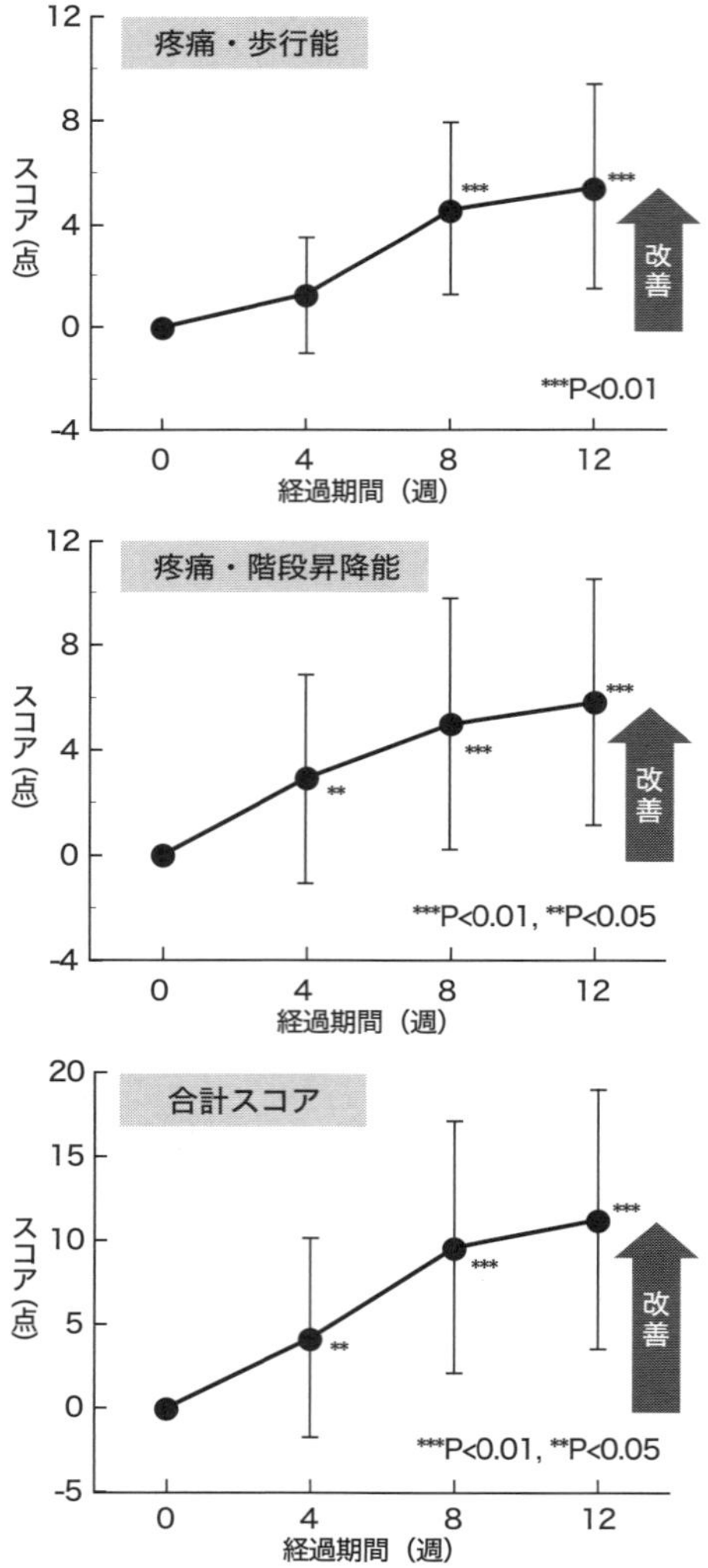

ています。このことは、客観的に見て膝関節の痛みが改善されていることを表しています。

臨床試験で被験者が実感！ 12週間で膝の痛みがなくなった！

では、自覚症状はどうでしょうか。痛みの感覚は人それぞれ異なります。いくら医師が改善されたと客観的な判断を下しても、患者さん本人が痛みがない、楽になったと感じることが重要です。

これは、関節状態の自覚症状（ＪＫＯＭ）を基準に評価をしました。

ＪＫＯＭ（Japanese Knee Osteoarthritis Measure）とは、日本整形外科学会・日本運動器リハビリテーション学会・日本臨床整形外科学会などでも用いられている診断基準で、被験者によるアンケートによって自覚症状を点数化するものです。

被験者には摂取前（0日目）と摂取4週間後、8週間後、12週間後に、以下の項目に回答してもらいました。

Ⅰ．膝の痛みの程度（※ＶＡＳ法）
Ⅱ．膝の痛みやこわばり
Ⅲ．日常生活の状態
Ⅳ．普段の活動など
Ⅴ．健康状態について

この中のⅡ～Ⅴに関する計25問の設問は、それぞれ5択式で回答してもらいました。もっとも良い機能状態の場合は1点、最も重症の機能状態は5点とし、総合点をＪＫＯＭスコア（１２５点満点）としています。

ちなみに「ＶＡＳ法」とは、Visual Analogue Scaleの略で、疼痛を数値化するものです。１００ｍｍスケールを用いて症状が悪い状態を0、これまでに経験した最も激しい痛みを１００とし、現在の痛みがどの程度であるかを被験者が示します。

図16「プロテオグリカンFによるＪＫＯＭの変化」を見ると「Ⅰ痛みの程度」「Ⅱ痛みやこわばり」に著しい改善が見られます。また、「Ⅲ日常生活の状態」や「Ⅳ

【図16】プロテオグリカンFによるJKOMの変化

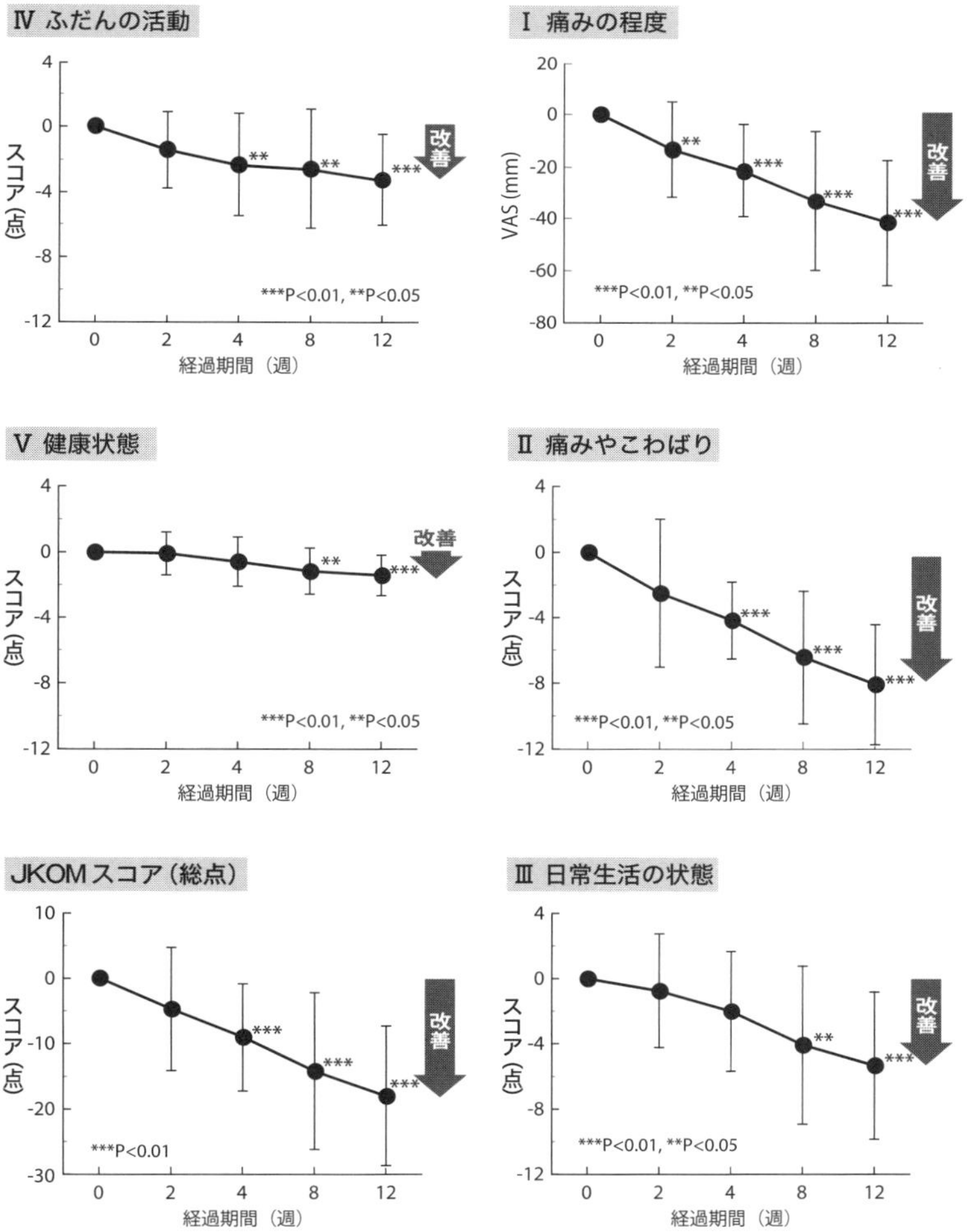

ふだんの活動」にも改善が見られたため、総合的なスコアとしては、かなり改善したという数値になりました。

このことは被験者自身が、関節の状態が良くなっていると自覚していることを表しています。

では、痛みについての自覚症状はどうなったでしょうか。

図17のグラフは、安静時・歩行時、階段などの昇降時について、被験者が痛みをどの程度感じているかを示したものです。

グラフを見てもわかるように、歩行時や昇降時の痛みについては劇的といって良いほどの改善が見られました。また、安静時の痛みも確実に改善されています。

これらの結果から、プロテオグリカンFを服用することによって、膝関節症の痛みを感じにくくなる疼痛緩和効果があることがわかりました。

【図17】プロテオグリカンFによる痛みの程度のVAS変化

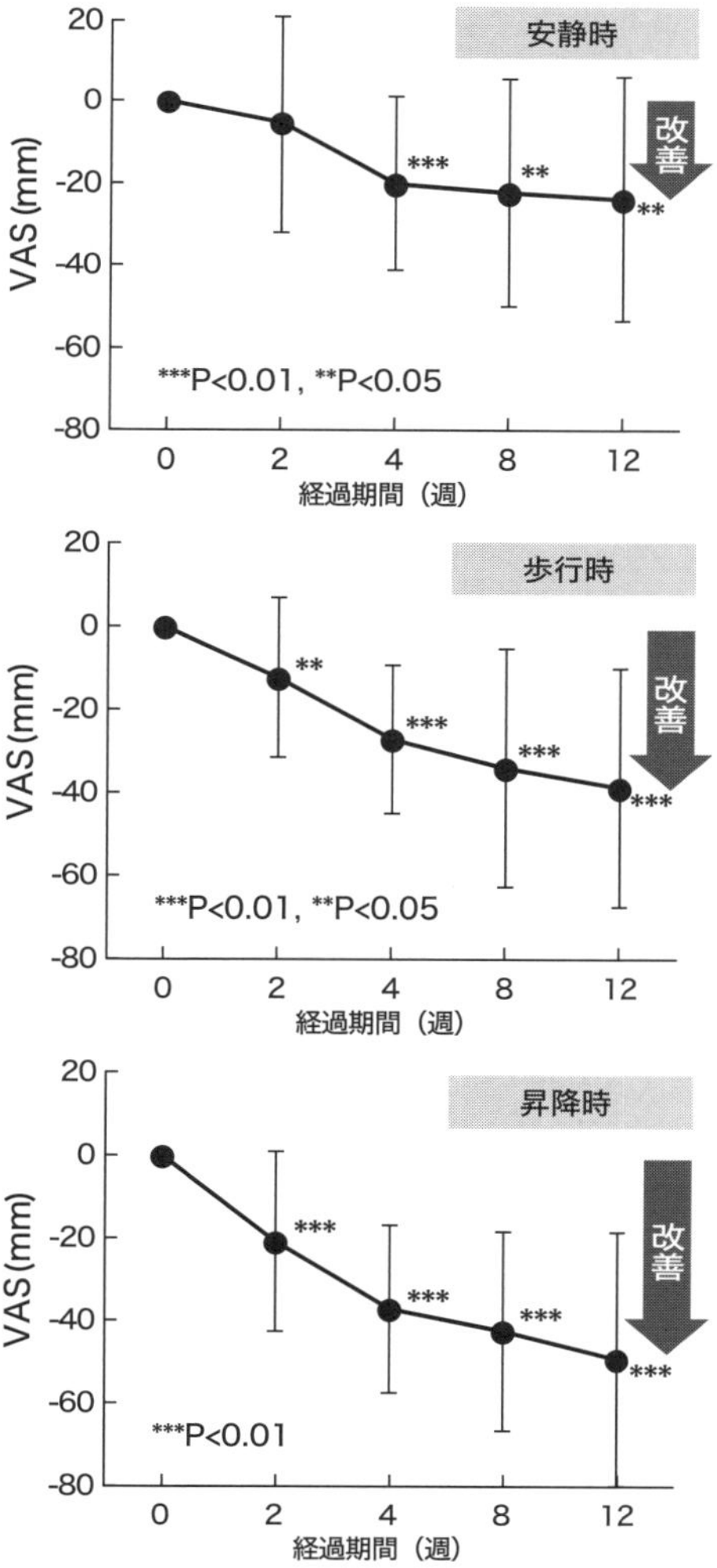

臨床試験で証明
プロテオグリカンが軟骨代謝のバランスを整える！

私たちの体には約60兆もの細胞があるとされています。この細胞は定期的に生まれ変わる代謝という現象によって身体が維持されます。

若い頃は日焼けしてもすぐに元通りになったのは、代謝が活発だからです。加齢と共に皮膚にシミができたり、太りやすくなったり、疲れが取れにくくなるのは、代謝が落ちていくためです。

第一章でお話ししたように軟骨細胞も代謝によって分解と合成を繰り返しているわけですが、軟骨の健康は、まさにこの分解と合成のバランスが鍵を握っているのです。

軟骨の代謝状態を表す軟骨代謝の指標として「C2C（Ⅱ型コラゲナーゼ分解ネオエピトープ）と「CPⅡ（Ⅱ型プロコラーゲンC末端ペプチド）」という2つのマーカーが用いられます。

Ｃ２Ｃは軟骨分解マーカーで、ＣＰⅡが軟骨合成マーカーです。

変形性膝関節症の患者さんは、血清Ｃ２Ｃ値やＣ２Ｃ／ＣＰⅡ比が、健常者に比べて高いことが報告されています。

つまり、合成と分解のバランスが悪い状態にあるのです。分解ばかりが進んでいて合成がなかなかされない、あるいは、合成ばかりが進んでいて分解されない、このいずれかの状態にあるのです。

プロテオグリカンは、こうした軟骨代謝のアンバランスを改善する効果があるかどうかの臨床試験が行われました。

この臨床試験も、文書によって同意を得た軽度の膝関節痛のある40～70代の男女12名（平均年齢58・８歳）の被験者に、プロテオグリカンF50ｍｇ（プロテオグリカンとして10ｍｇ）にデキストリンを加えたカプセルを12週間摂取してもらいました。

そして、摂取前（０日目）と摂取４週間後、８週間後、12週間後に採血を行い、血清を調製し、Ｃ２ＣとＣＰⅡの測定を行いました。

その結果を、まとめたのが**図18**・**図19**・**図20**の3つです。

図18はプロテオグリカンの軟骨分解を向上させる「軟骨分解（C２C）向上作用」を、**図19**は軟骨の合成を向上させる「軟骨合成（CPⅡ）向上作用」を、**図20**は軟骨代謝のバランスを改善する「軟骨代謝バランス（C２C／CPⅡ）改善作用」を示しています。

このグラフからわかるように、軟骨分解マーカーであるC２Cと、軟骨合成マーカーであるCPⅡが、いずれも12週間目で有意に増加したことが確認できます。

そして、軟骨代謝バランスについての数値は、１２週間後で下がっています。これは分解よりも合成がやや勝っているという、良好なバランスになっていることを示しています。

これらの結果から、プロテオグリカンには軟骨の代謝バランスを整える働きがあることがわかりました。

ついでながら、臨床試験を実施した際に、被験者になんらかの副作用や異常変動は見られませんでした。

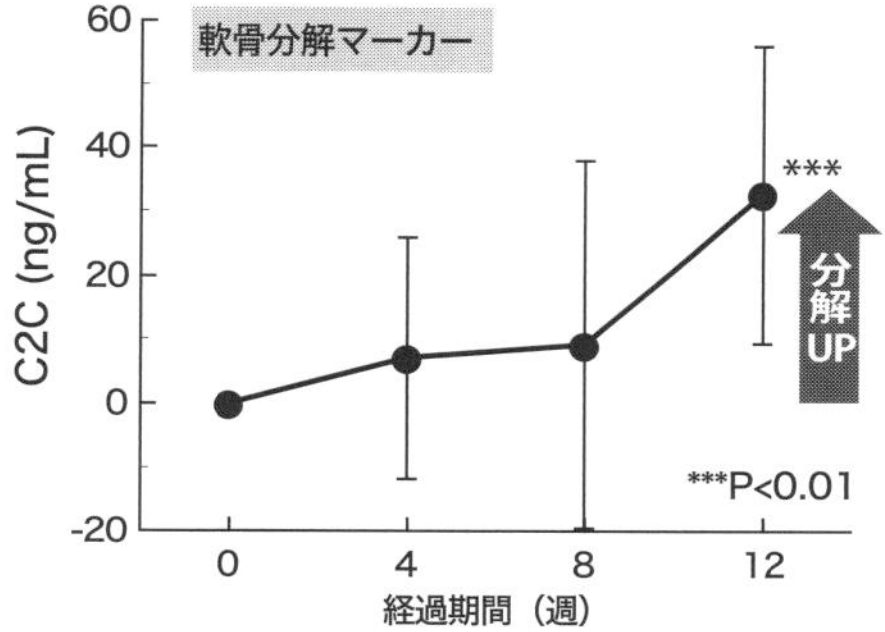

【図18】
プロテオグリカンFの
軟骨分解向上作用

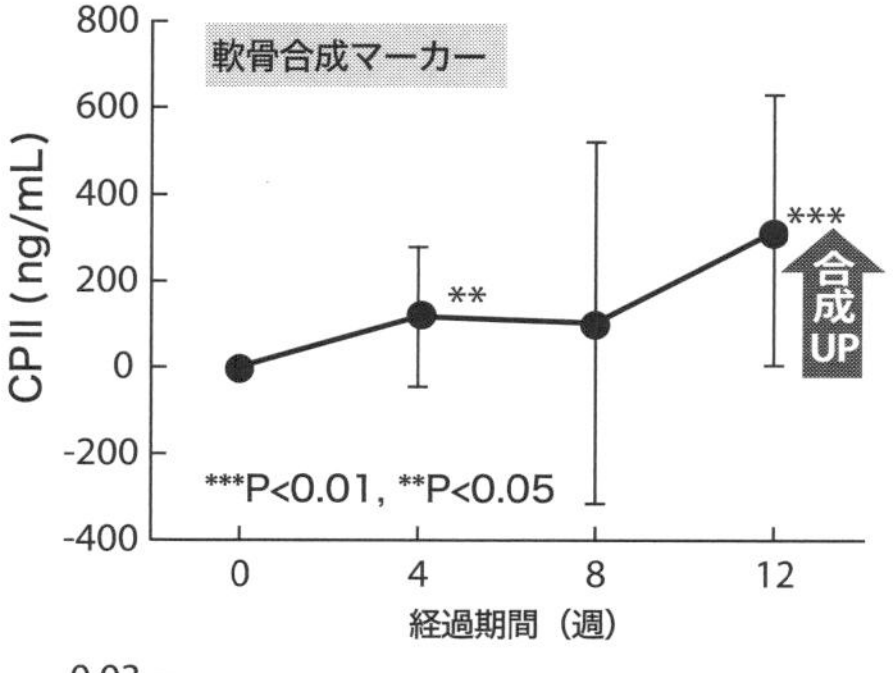

【図19】
プロテオグリカンFの
軟骨合成向上作用

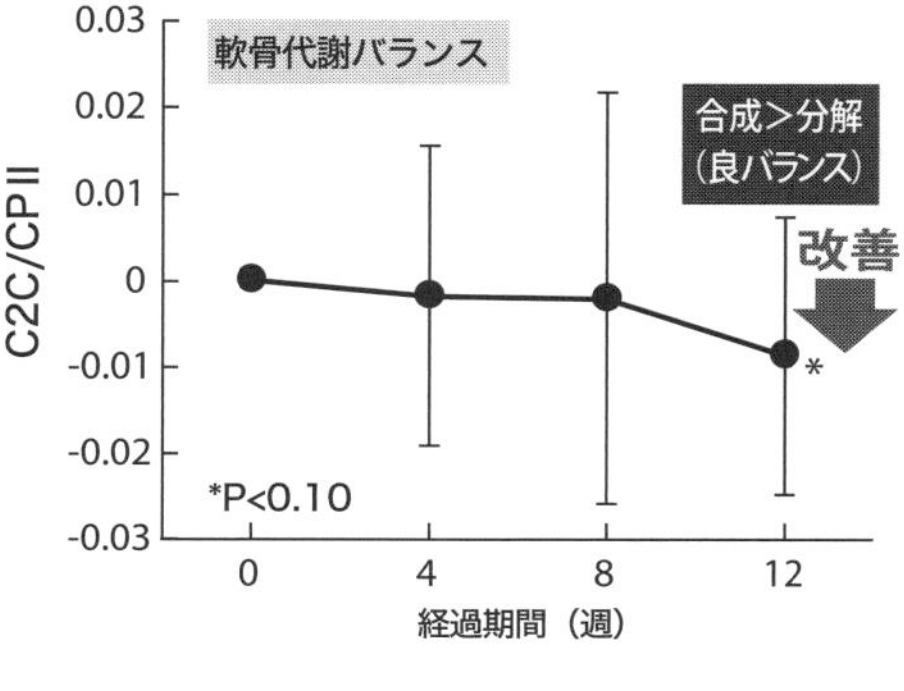

【図20】
プロテオグリカンFの
軟骨代謝バランス
改善作用

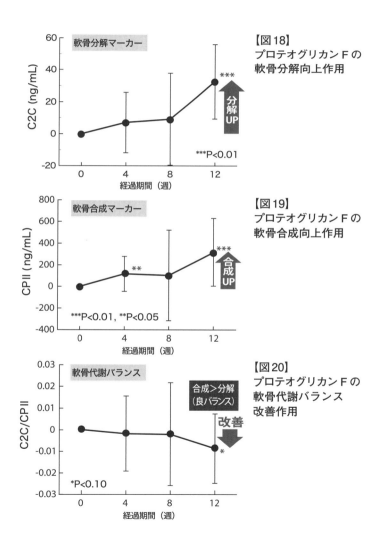

プロテオグリカンは安心して摂取できる素材であるうえ、膝関節症の改善や予防にたいへん有効であるということがいえます。

※ここまでの「関節痛の緩和」と「軟骨代謝の改善」の臨床試験については、以下にて実施および監修していただきました。

・試験実施機関　医療法人社団 快晴会
・試験受託機関　株式会社TTC
・試験監修　　　長岡 功（順天堂大学大学院医学研究科　生化学・生体防御学教授）

臨床試験で証明
プロテオグリカンが軟骨代謝を改善する！

軟骨代謝に関する臨床試験は、もうひとつ行われています。

変形性膝関節症の患者さんは、軟骨プロテオグリカン代謝マーカーのCS846（アグリカンコンドロイチン硫酸846エピトープ）が、健常者に比べて高いといわれています。

Ｃ１，２Ｃ（Ⅰ、Ⅱ型プロコラーゲンＣ末端ネオエピトープ）が軟骨分解マーカーとして用いられているほか、Ｃ１，２Ｃ／ＣＰⅡ比は軟骨代謝マーカーとして医療機関の検査などで用いられています。

こうした関節症のバイオマーカーを指標として、膝関節症のある患者さんを対象に、プロテオグリカンの軟骨代謝に及ぼす影響について、客観的な評価を試みました。

試料はこれまでと同じくプロテオグリカンＦ50ｍｇにデキストリンを加えたカプセル（プロテオグリカンとして10ｍｇ）、これを40~70代の男女12名（平均年齢58・８歳）の被験者に12週間にわたって摂取してもらいました。

また、これまでと同様、摂取前（０日目）、摂取４週間後、８週間後、12週間後に採血をして血清を調製し、測定をしています。

なお、数値は摂取前（０日目）の値をベースラインとして、各試験日の数値より摂取前の数値を減じたものを用いて標準偏差にしてあります。

まず**図21**「軟骨プロテオグリカン代謝マーカー」は、数値が低いほど軟骨プロテオグリカンが維持されたことを示しています。

飲み始めて4週間で急に数値が減り、その後は一定のレベルを保っています。このことは軟骨の中に含まれる軟骨プロテオグリカンが維持されていることを示しています。

図22「軟骨分解マーカー」は、数値が高いほど軟骨分解能力がアップしたことを示します。これも12週間で格段に改善しました。

図23「軟骨代謝バランス」は、分解と合成のバランスがどのようになっているかを示すもので、数値が減少するほど代謝バランスが改善されたことを示します。

これも12週間でおおむね改善が見られました。

この臨床結果から、プロテオグリカンFは膝軟骨に存在する軟骨プロテオグリカンを維持するとともに、軟骨代謝を改善する効果があることがわかりました。

つまり、私たちの膝軟骨に存在し、加齢とともに失われる軟骨プロテオグリカンが、維持されるということです。

この臨床試験が膝関節症で悩む人を対象に行っていることを思えば、プロテオ

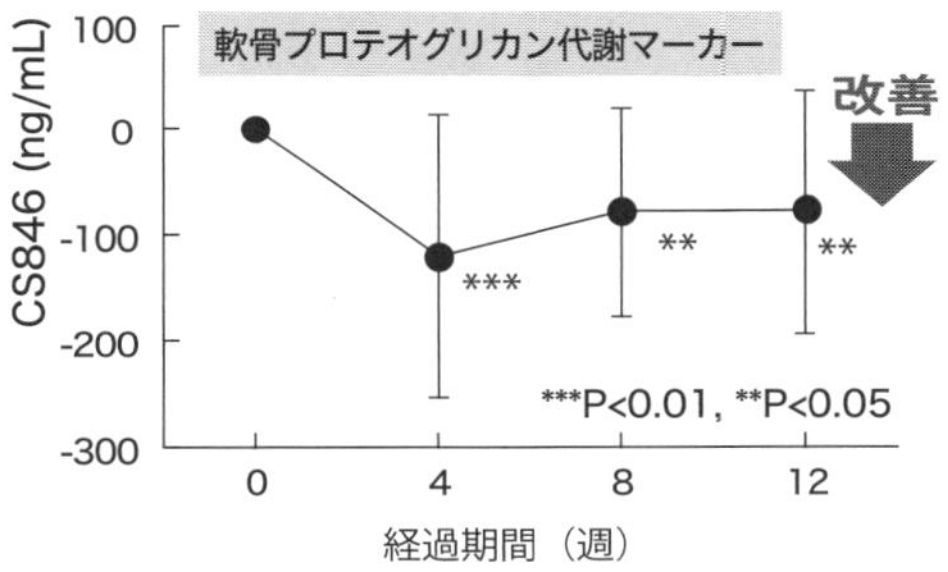

【図21】
プロテオグリカンＦの
軟骨プロテオグリカン
維持作用

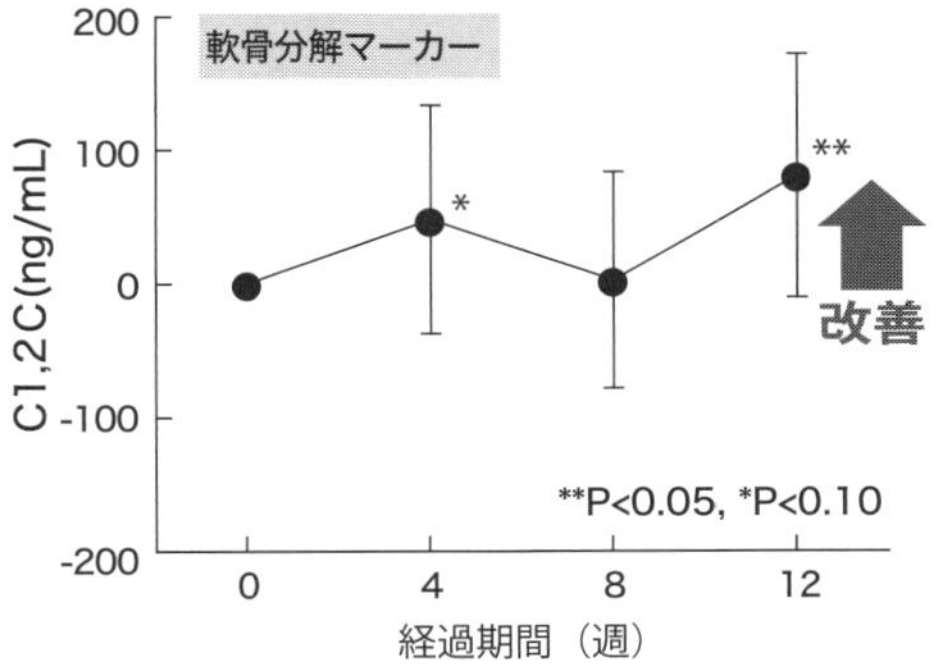

【図22】
プロテオグリカンＦの
軟骨分解向上作用

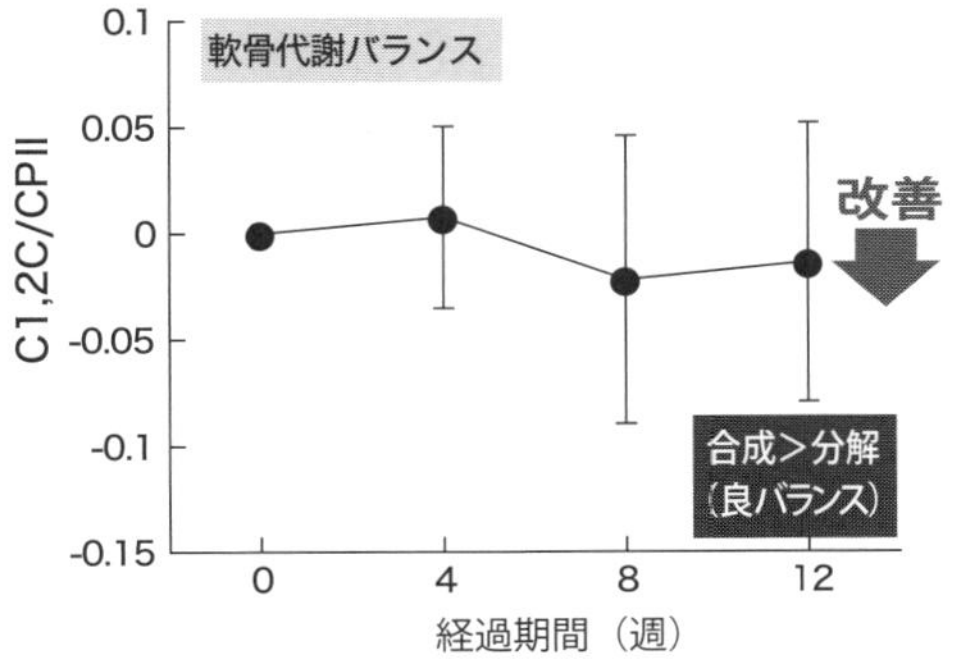

【図23】
プロテオグリカンＦの
代謝バランス改善作用

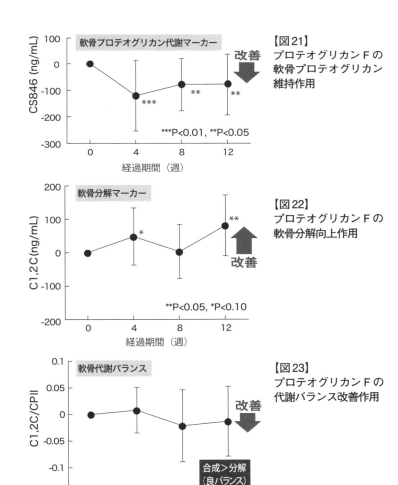

グリカンFは膝関節症の改善にたいへん有効であることがわかります。

ちなみに、経口摂取したサケ軟骨を原料としたプロテオグリカンFが、どのようにして私たちの軟骨プロテオグリカンを維持したのかはまだよくわかっていません。

今後、さらに研究が進む中で、さらに驚きのデータが出てくる可能性があります。

臨床試験の結果、被験者の2/3がプロテオグリカンを支持

これらの臨床試験は、膝関節症の患者さんである被験者に対して行われました。臨床試験後にアンケートを実施し、プロテオグリカンFを摂取した所見をまとめたところ、ほとんどの方が、今後もプロテオグリカンFをとり続けたいと実感していることがわかりました。

図24にあるように、12人中、実に8名が、「今後も飲み続けたいと思う」「販売

【図24】臨床試験後のアンケート調査

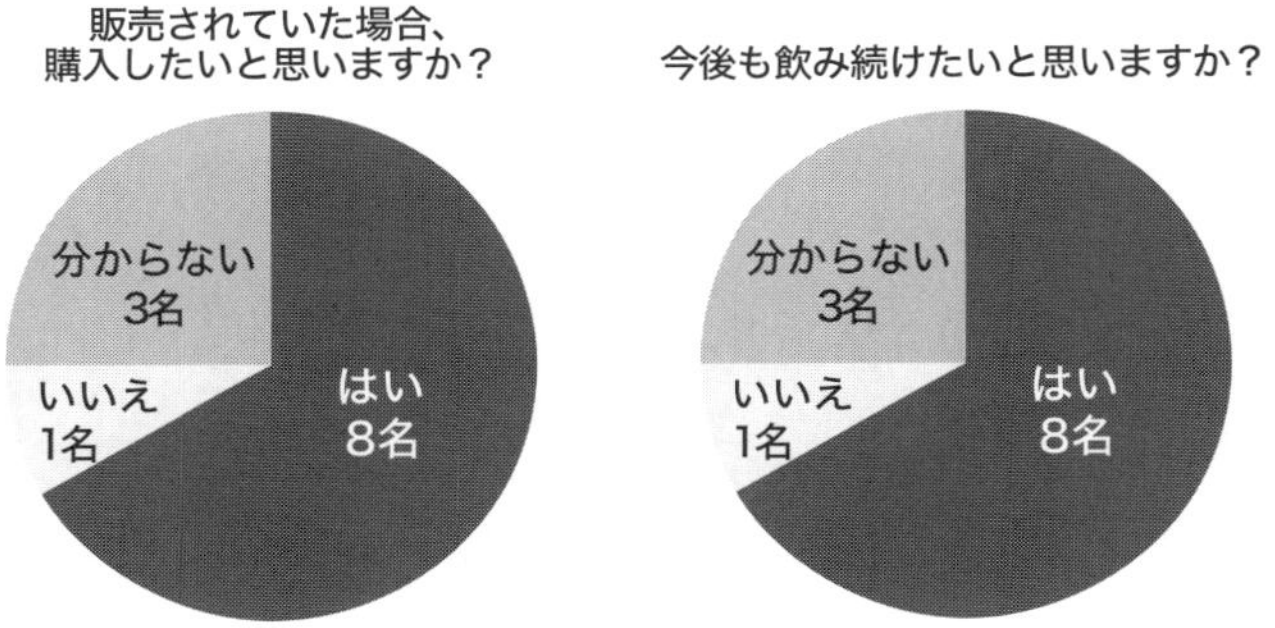

されていた場合、購入したいと思う」と答えているのです。

また、自由回答を行ったところ、以下のような感想がありました。

＊膝の違和感を感じないでいられる時間が増えた（40代男性）

＊膝の痛みがまったくなくなった。階段の上り下りが手すりなしでできるようになった（50代女性）

＊顔色が良くなった（50代女性）

＊飲み始めてから膝が楽になるのが感じられ、正座もできるようになった（50代女性）

＊膝の痛みが軽減し、歩行が楽になった（60代男性）

＊気がつくと階段の上り下りが楽になった。また、

しゃがんで立ち上がるときの痛みが気にならなくなった（50代女性）
＊見上げるほどの階段でも上り下りするのが大丈夫だった（70代女性）

細胞が若返る？ 見逃せないEGF様作用

プロテオグリカンの研究は現在も進められており、次々と新たな効能が発見されています。まさに未知なる可能性が秘められた奇跡の新成分といえるでしょう。

プロテオグリカンの効能の中でも、注目株のひとつが「ＥＧＦ様作用」です。

ＥＧＦ（Epidermal Growth Factor）は「上皮細胞増殖（成長）因子」と呼ばれており、細胞の成長と増殖の調整に重要な役割を果たしています。また、ＥＧＦには線維芽細胞のヒアルロン酸の合成と沈着を促進させることがわかっています。

「上皮」という言葉がついていることから、皮膚など表面的な部分の細胞にだけ関わっているように受け止められがちですが、皮膚のみならず全身の細胞の成長および増殖を担っているのです。つまり、ＥＧＦは軟骨細胞とも当然ながら密接な関係にあるというわけです。

このＥＧＦは加齢と共に減少してしまいます。

怪我をしたところが、年を取ると治りにくくなったという経験のある人は少なくないと思いますが、これもＥＧＦが関係しているためです。ＥＧＦが減少することによって、細胞の再生能力が低下してしまうのです。

このＥＧＦとよく似た働きをするＥＧＦ様領域が、プロテオグリカンのコアタンパク質に存在しています。

プロテオグリカンはＥＧＦと同じ働きをするのではないかと予測し、実験を行ったところ、弘前大学の中村敏也教授らによって、サケ鼻軟骨由来プロテオグリカンにＥＧＦ様作用のあることが確認されました。

いくつかの実験が行われていますが、その中のひとつが、ヒト線維芽細胞を０・１％サケ鼻軟骨由来プロテオグリカンの存在下、または、非存在下で培養し、ヒアルロン酸合成量を調べたのです。

その結果、サケ鼻軟骨由来プロテオグリカンの存在下では、ヒアルロン酸蓄積部位が増えているのがわかりました。このことは、サケ鼻軟骨由来プロテオグリカンが、ヒト線維細胞におけるヒアルロン酸蓄積量を増加させることを表しています。

つまり、プロテオグリカンのEGF様作用によって軟骨細胞が増殖することが予測されるのです。

軟骨はレントゲンを撮っても写らないため、実際に軟骨が増えたかどうかを目で確かめることはなかなかできません。そのため「軟骨細胞が増えた」と断言することは難しいのですが、これまでの実験や臨床結果から推察すると、軟骨細胞が増殖していることは十分に考えられます。

加齢と共に代謝が悪化し、細胞の衰えがさまざまな弊害をもたらしてしまいますが、プロテオグリカンはブレーキをかける役割を果たすことが可能だといえるでしょう。

細胞のアンチエイジング、軟骨の若返りという、エイジングケアへの限りない可能性を握っているのがプロテオグリカンなのです。

プロテオグリカンは生物の基盤的な組織成分のひとつ

しかし、なぜサケ鼻軟骨から抽出・精製したプロテオグリカンが、人間の細胞において良い作用をもたらすのでしょうか。

これについて弘前大学の中村教授は、プロテオグリカンが魚類から哺乳類に至るまで、細胞に共通して存在する、生物の基盤を成すような組織成分であるというところに謎を解く鍵があるのではないかと考えているということです。

つまり、どの動物の細胞の中でも普遍的・基本的に生命の構造を維持する成分がプロテオグリカンであり、それゆえに体内に取り入れると、何らかの良い反応があるのではないかということです。

プロテオグリカンがＥＧＦとよく似た作用をもたらすのも、そのためだと考えられます。細胞の蘇り因子であるＥＧＦと同じ作用をもたらすプロテオグリカンは、超高齢化社会において、ますます需要が高くなることが予想されます。

免疫のバランスを調整してリウマチを改善する

プロテオグリカンは現在も研究が進められており、実に様々な効能があることが解明されてきています。

そのひとつが免疫機能に対する働きです。特に炎症を起こす免疫細胞の働きが抑制されるということがわかりました。

風邪をひくと鼻水が出たり、喉が痛くなったり熱が出たりします。これは体内にウィルスや異物など外敵に対する体の免疫反応のひとつで、免疫細胞から分泌されるサイトカインという炎症性の物質が関係しています。炎症性物質の分泌が適量であれば良いのですが、何らかの事情で過剰に分泌されると、自分の組織や細胞を傷つけてしまいます。

炎症を引き起こす免疫システムそのものは悪いわけではないのですが、あくまで過剰になると良くないのです。

自己免疫疾患であるリウマチは、まさに炎症系免疫の過剰な働きによって起きています。いわば免疫システムの暴走といっていいでしょう。

リウマチを根本的にコントロールし、改善するためには免疫システムにアプローチし、暴走した状態を抑制し、バランスを整える必要があります。

プロテオグリカンは、まさにそうした役割を果たしてくれます。炎症性免疫システムのバランスを整えて、炎症が原因で起きる活性酸素の発生を抑制し、炎症を抑える働きがあるのです。

弘前大学の実験では、マウスに関節リウマチを発症させる物質を注射。注射をした日（発症前）から48日間、毎日2mgのプロテオグリカンを飲ませたところ、飲ませなかったマウスにくらべて手足の関節の赤みや腫れが抑えられました。関節の骨や筋肉などの組織の状態も、炎症のないマウスに近い状態に保たれました。

細胞を調べると、プロテオグリカンが炎症を起こす要因となるタンパク質サイトカインの産出を抑え、症状を緩和していたのです。

リウマチに伴う関節の炎症を抑えると同時に、炎症によってダメージを受けた部分の修復が行われます。さらに、免疫システムのバランスを整えることによって、リウマチそのものが徐々に改善されていくというわけです。この実験は新聞でも報道されました（**図25**）。

また、変形性膝関節症に対する有効性で述べたように、痛みそのものを軽減する力も持っています。リウマチのつらい痛みからも解放されることは、多くの患者さんにとって朗報ではないでしょうか。

リウマチの根本的な治療が確立していないだけに、プロテオグリカンには大きな期待が寄せられています。将来的には治療薬としての活用も視野に入れつつ、さらなる研究が重ねられています。

ここで２０１４年、弘前大学医学部で中根明夫博士らによって行われた動物実験をご紹介しましょう。

機能性素材プロテオグリカン

関節リウマチ緩和

弘大、マウス実験で発見

機能性素材として美容・健康分野で注目されるサケ鼻軟骨由来の糖タンパク質「プロテオグリカン（ＰＧ）」の効能を研究している弘前大学大学院医学研究科感染生体防御学講座は、ＰＧが関節リウマチの症状緩和に効果があることをマウスの実験で突き止めた。

同大のこれまでのマウスを使った研究で、多発性硬化症や炎症性腸疾患にも症状緩和効果が認められており、同講座の中根明夫教授（副学長）は「ＰＧを飲むことで、全身の炎症を和らげる効果があると考えられる。生体に由来し副作用がないので、広く一般の人に使ってもらえるように研究を進めていきたい」と話している。

関節リウマチは、病原体から体を守るリンパ球などの免疫細胞が異常に活性化し、自分の体を攻撃する自己免疫疾患。関節の滑膜が攻撃されることで炎症が起こり、手指や膝など全身の関節に腫れや痛みが生じる。

実験では、マウスに関節リウマチを発症させる物質を注射。注射をした日（発症前）から48日間、毎日2ミリグラムのＰＧを飲ませたところ、飲ませなかったマウスに比べて手足の関節の赤みや腫れが抑えられた。関節の骨や筋肉などの組織の状態も、炎症のないマウスに近い状態に保たれた。

細胞を調べると、ＰＧが炎症を起こす要因となるタンパク質サイトカインの産出を抑え、症状を緩和していた。メカニズムは解析中だが、ＰＧが腸管を刺激することで腸内細菌の生態系が変わり、全身の免疫に作用すると考えられるという。

中根教授は「ＰＧの作用は緩やかで、病気を完全に治療できるものではない」とした上で、「日ごろからＰＧを取り入れることで、疾患の予防や症状軽減に役立てられるのでは」と話している。

研究は、文部科学省の地域イノベーション戦略支援プログラムに選定された事業の一環。1月に同大で開かれた弘前医学会で、同講座の吉村小百合機関研究員が研究成果を発表した。

（大友麻紗子）

【図25】東奥日報 2013年2月7日 夕刊

プロテオグリカンによる関節リウマチの発症、症状、炎症の抑制

実験に使われたのは、Ⅱ型コラーゲンによって関節リウマチを発症するよう誘導されたマウス（関節炎モデルマウス）です。Ⅱ型コラーゲンは関節に多く存在し、これが免疫細胞の攻撃の標的となって関節リウマチを発症します。

実験ではこの関節炎モデルマウスを2グループに分け、一方には生理食塩水にプロテオグリカン加えたものを毎日2mg経口投与(プロテオグリカン投与群●)し、もう一方には生理食塩水のみ（プロテオグリカン非投与群▲）を投与します。比較対照群として関節リウマチにならないマウス（対照群◇）も同時に観察します。

グラフ①は関節炎発症率を表しています。26日目から関節炎を発症するマウスが現れますが、プロテオグリカン投与群と非投与群ではあまり差がありません。しかし36日目くらいから差が出始め、45日目以降は有意差が見られます。

グラフ①

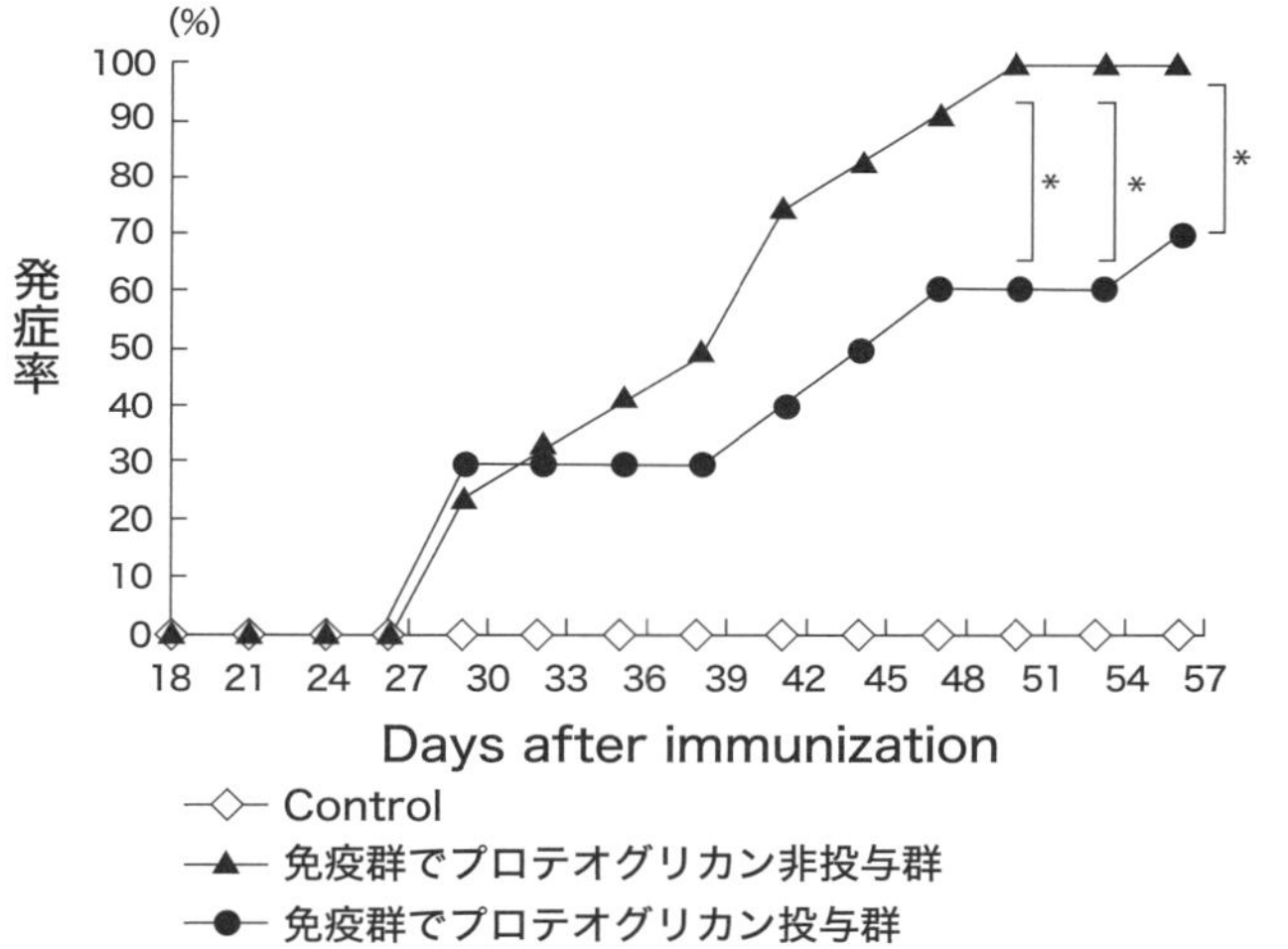
(%)
発症率
100
90
80
70
60
50
40
30
20
10
0
18 21 24 27 30 33 36 39 42 45 48 51 54 57
*
*
*
Days after immunization
Control
免疫群でプロテオグリカン非投与群
免疫群でプロテオグリカン投与群

グラフ②

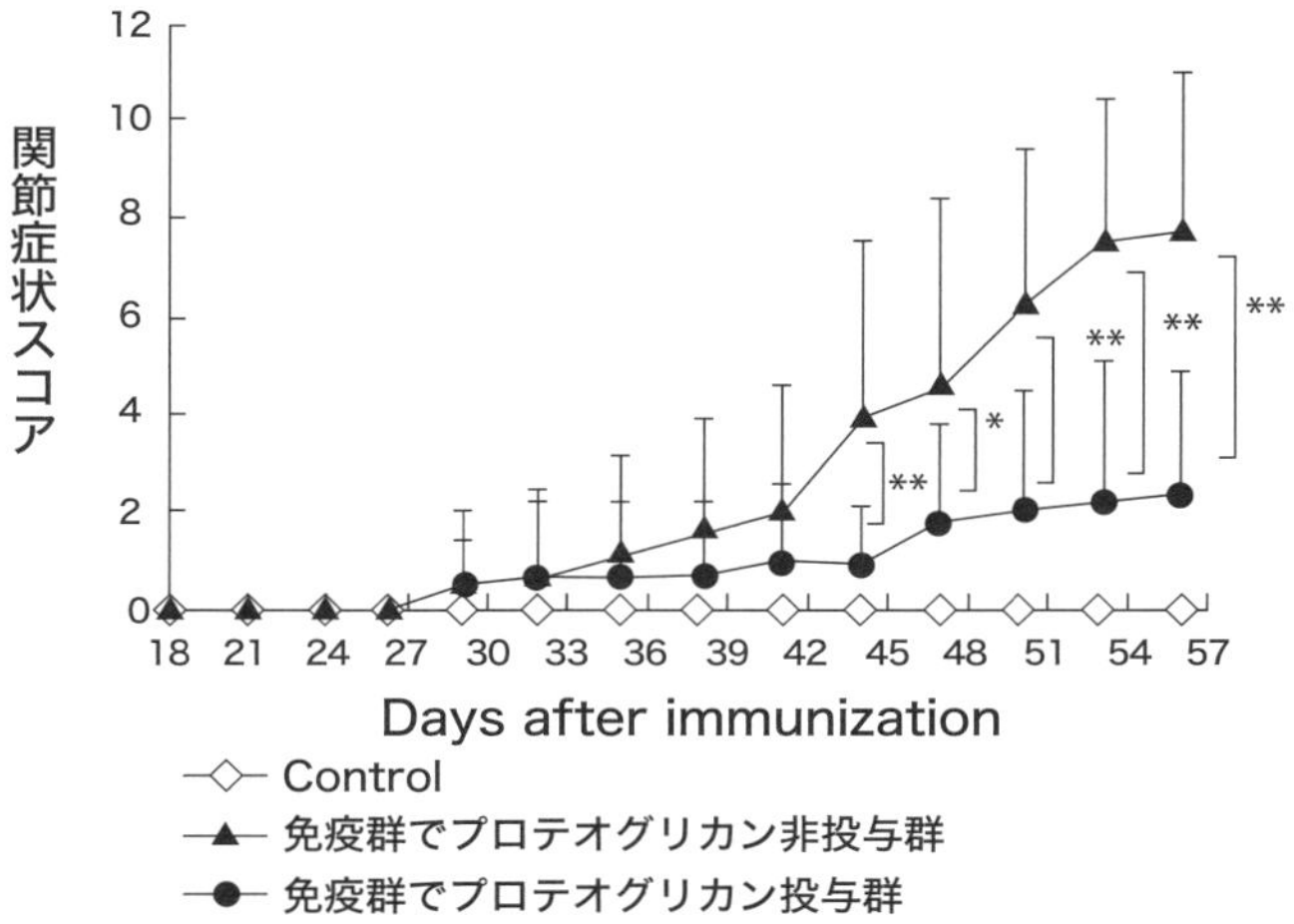
関節症状スコア
12
10
8
6
4
2
0
18 21 24 27 30 33 36 39 42 45 48 51 54 57
**
*
**
**
**
Days after immunization
Control
免疫群でプロテオグリカン非投与群
免疫群でプロテオグリカン投与群

グラフ③

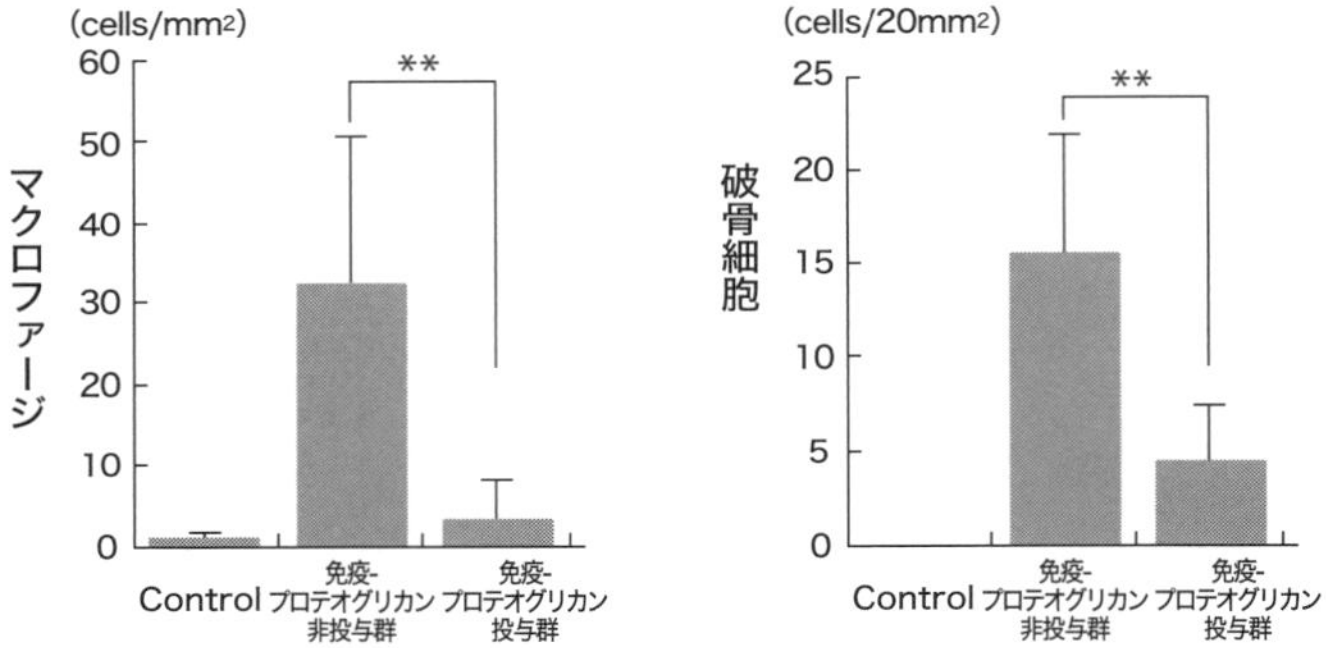

57日の観察終了時、プロテオグリカン非投与群は100%関節炎を発症。投与群は70%が発症し、30%は発症しませんでした。

グラフ②は、同実験におけるマウスの関節炎症状を、四肢の発赤、腫脹（はれ）などでスコアにしたものです。関節炎発症と同様に、発症時においてプロテオグリカン投与群と非投与群には差はありませんが、45日以降は有意差が見られます。

また関節炎における炎症を観察する

ために、実験終了後のマウスの関節組織の切片を染色し、炎症性細胞のマクロファージの浸潤と、破骨細胞（骨を壊す細胞）の蓄積を比較したのが**グラフ③**です。いずれもプロテオグリカン投与群が非投与群よりはるかに低くなっているのがわかります。

以上の結果からプロテオグリカンは、関節炎の発症と症状を抑制し、炎症を抑える効果が期待できることがわかりました。

（出典：中根明夫ら、関節炎におけるプロテオグリカンの抑制効果〈2014〉）

第3章

プロテオグリカンと相乗効果！その他の期待できる成分と働きを徹底解剖

相乗効果で関節の悩みにアプローチ!

ここまで関節に対する有効成分として最も注目されるプロテオグリカンについてお話ししてきました。

昨今では、様々な研究からプロテオグリカン以外に6つの有効成分が注目されています。これら6つの有効成分を同時に摂取すれば、それぞれの成分が互いを補い合い、相乗効果が生まれるということです。

プロテオグリカン単独でも膝の悩みを解決することは可能ですが、関節に有効な他の成分も組み合わせることによって、その力がさらに強化されるのです。

関節に有効とされる成分には、アーティチョーク葉エキス、N―アセチルグルコサミン、サメ軟骨抽出物(コンドロイチン40%含有)、非変性Ⅱ型コラーゲン、ヒアルロン酸、MSMが含まれています。

プロテオグリカンを含むと合計7つの成分が互いに協力し合うことによって、お互いの能力をさらに発揮するのです。

本章ではプロテオグリカン以外の有効成分について説明します。いずれも画期的な成分ですが、特にアーティチョーク葉エキスはプロテオグリカンFとタッグを組んで素晴らしい効果を発揮するため、多少、詳しく述べておくことにしましょう。

アーティチョーク葉エキス

アーティチョークはキク科の多年草で、地中間沿岸およびアフリカ北部原産の植物です。フランス料理で使われるため、日本でもおなじみになりました。

料理で使われるのは、つぼみの花柄の部分にある、多肉質の花床と苞葉です。古くから脂肪やアルコールの代謝を助ける植物として料理や酒のつまみになってきましたが、近年、葉に含まれるシナリンという成分が肝機能改善作用や血中コレステロールを低下させる作用があることが報告され、現在では薬用植物として注目を集めています。

アーティチョークには、シナリンの他、クロロゲン酸やカフェ酸など様々な成分が含まれていますが、特にシナロピクリンは有効成分であることが確認されています（２００５日本薬学会）。

このシナロピクリンが関節において、軟骨の分解を防いでいることがわかりました。

変形性膝関節症などで、関節に炎症が起きてしまうと、ＮＦ‐ｋＢという因子が信号を発し、軟骨分解スイッチ（ＨＩＦ２Ａ）が活性化、プロテオグリカン分解酵素とⅡ型コラーゲン分解酵素が働き出して、両者の生成を阻止してしまいます。

同時に軟骨合成スイッチ（ＳＯＸ９）がオフになってしまい、軟骨を合成する因子のプロテオグリカンが低下します。

こうした、いわばダブルパンチを受けることによって軟骨が破壊されてしまうのです。

では、なぜシナロピクリンが軟骨の分解を防ぐのでしょうか。

【図26】アーティチョーク葉エキスの関節における訴求点

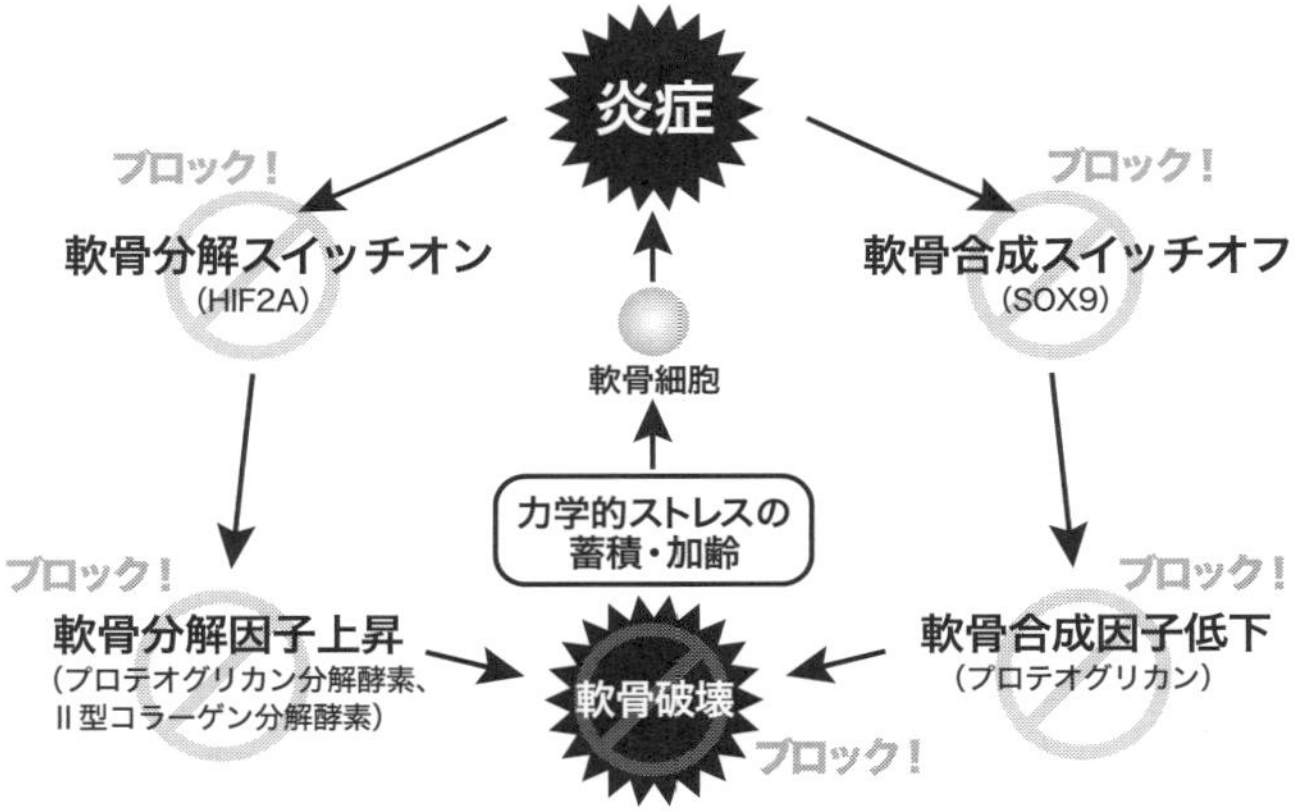

アーティチョーク葉エキスは、軟骨分解の抑制と軟骨合成の低下を制御することで、軟骨破壊から軟骨を保護する。

その理由は、軟骨が炎症を起こした際に動き出す軟骨分解因子のＨＩＦ２Ａを抑える働きがあるためです。

ＨＩＦ２Ａが抑制されることによって、軟骨分解因子が上昇することを防ぐことができると同時に、軟骨合成スイッチがオフになることを阻止して、軟骨合成因子が低下するのを防ぎます。つまり、ＨＩＦ２Ａを抑制することは、根本的な改善につながるのです（**図26**）。

このことはすでに実験によって証明されています。Ｐ１２７の**図27**が、その結果を表したものです。シナロピクリンの濃度が高いほど、軟骨分解スイッチが抑制されています。

また、「プロテオグリカン分解要素（ADAMTS）発現量」「Ⅱ型コラーゲン分解酵素（MMP―13）発現量」も低下することが明らかになりました（**図28**）。

こちらもシナロピクリンの濃度が高いほど軟骨分解因子の発現量が減っています。

逆に、炎症によるプロテオグリカンおよび軟骨合成スイッチ（SOX9）の発現量は、シナロピクリンの濃度が高いほど上昇しています。

このことから、アーティチョーク葉エキスは、プロテオグリカンと併用することで、より膝関節症の改善に効果的であるということがいえます。

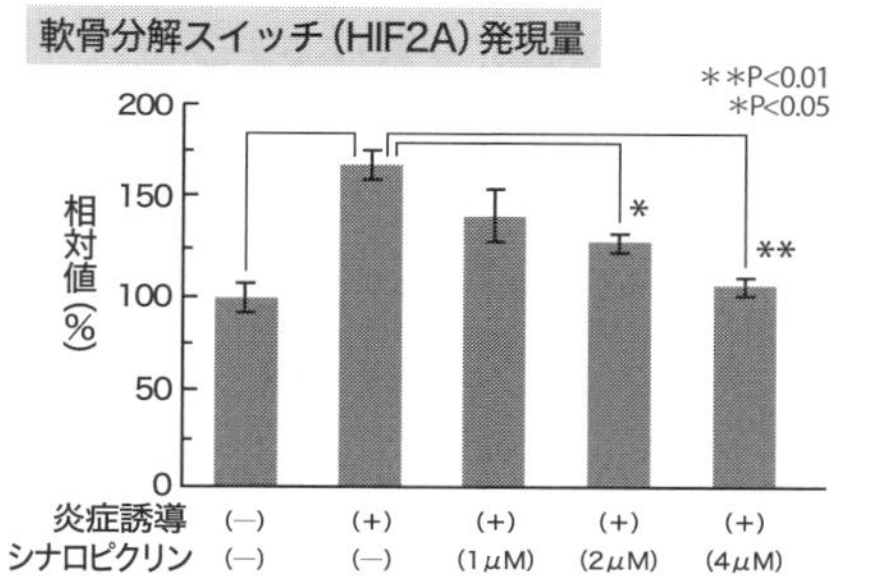

【図27】
シナロピクリンの軟骨分解スイッチの抑制

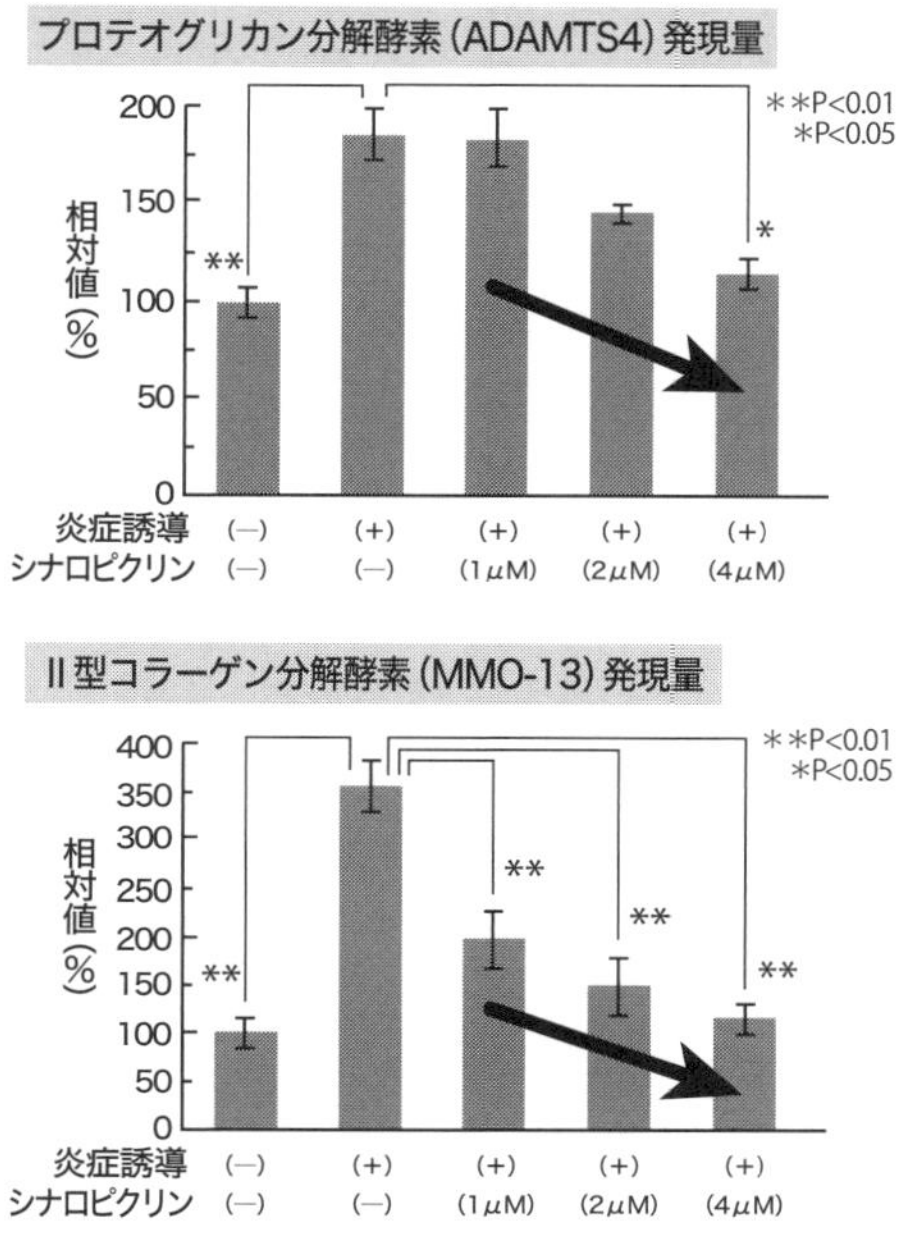

【図28】
シナロピクリンによる軟骨分解因子の抑制

相乗効果で痛みを改善、なめらかな動きへ！

アーティチョーク葉エキスで軟骨破壊をブロック！

▼ 軟骨破壊をブロックする４つの作用
① 変形性膝関節症の原因分子（ＨＩＦ２Ａ）活性化をブロック
② 軟骨成分の分解をブロック
③ 軟骨合成制御因子（ＳＯＸ９）の低下をブロック
④ 軟骨基質の生産低下をブロック

プロテオグリカンで軟骨再生！

① 軟骨前駆細胞の増殖
② 軟骨細胞への分化誘導
③ 軟骨基質の産生
④ 石灰化抑制による軟骨維持

非変性Ⅱ型コラーゲン

「コラーゲン」という成分が、今やすっかりお馴染みになりました。

非変性Ⅱ型コラーゲンは、もちろんコラーゲンの一種です。その名の通り「非変性＝性質が変わらない」コラーゲンです。

コラーゲンは私たちの体をつくっているタンパク質の一種で、すべてのタンパク質の約30％を占めています。皮膚や軟骨など、体のあらゆるところに分布しており、その場所や性質によって20種類以上に分類されます。Ⅰ型とかⅡ型というのは、コラーゲンの種類を表しているのです。

皮膚や靱帯、腱、骨などに分布しているのはⅠ型コラーゲンといいます。コラーゲン入りの化粧品や美容サプリメントがすっかり定着していますが、使用されているコラーゲンのほとんどがⅠ型コラーゲンです。

そして、Ⅱ型コラーゲンは主に軟骨に分布しています。

さて、先にⅠ型コラーゲンがサプリメントによく使われると述べましたが、これらの商品に含まれているコラーゲンは、ほとんどが「変性」コラーゲンです。生物から成分を抽出して製品化する過程で性質が変わってしまい、人間の肌に含まれるI型コラーゲンとは備わっている性質が異なるのです。

口からとるサプリメントは食品と同じく、消化されて腸で吸収されます。コラーゲンはたくさんのアミノ酸が組み合わさってできた化合物で、そのままでは大きすぎて吸収することができません。そのため腸でアミノ酸に分解されてから吸収されます。変性コラーゲンを使ったサプリメントは、まず製造過程でコラーゲンそのものの組成が変わる上、腸で分解されてアミノ酸になってしまうのです。

これがコラーゲンをとってはいるけれど「効いているのか効いていないのか、判断できない」という結果を招いています。

一方、非変性II型コラーゲンは分解されずにそのまま吸収されます。サプリメントとして摂取した場合、消化の過程で一部分がちぎれてしまうようなことがあっても、変性コラーゲンのようにアミノ酸レベルまで分解されてしまうことがないのです。

つまり、非変性Ⅱ型コラーゲンは、関節軟骨にあるのとまったく同じ構造のままで吸収されるのです。

しかし、それだけではありません。

そもそも、この非変性Ⅱ型コラーゲンが注目されたのは、リウマチに対して根本治療につながる効果があるという報告がされたためです。

リウマチは免疫が自分自身を敵と見なして攻撃してしまう病気です。主に関節に炎症が起き、滑膜だけでなく軟骨まで攻撃されてしまいます。

その理由は、滑膜や軟骨には非変性Ⅱ型コラーゲンが存在するためです。実は、厳密にいうと免疫細胞が標的としているのは非変性Ⅱ型コラーゲンなのです。

攻撃対象である非変性Ⅱ型コラーゲンを補ったら、よけいに間接が攻撃されるのではないかと思われますね。しかし、そうではないのです。

私たちの体には「経口免疫寛容（経口トランス）」という働きがあります。これは、簡単にいってしまえば、口から食物として入ってくる栄養素については免疫が寛容になり、異物として排除するのではなく見逃してしまうという仕組みです。

もちろん腐った物や毒性の強い物に対しては免疫機能が働いて嘔吐や下痢というかたちで排除されますが、そうでない場合は経口免疫寛容が働くのです。

非変性Ⅱ型コラーゲンを口から食品としてとると、小腸の免疫システムが「これは異物ではない」と判断して体内に取り込み、同時に「非変性Ⅱ型コラーゲンは敵ではない」という情報を全身に発信します。

これによって、それまで敵と見なされていた非変性Ⅱ型コラーゲンは標的対象から外れ、免疫細胞は攻撃するのをやめます。

すると、免疫機能が正常に戻って、滑膜や軟骨の破壊が止まるわけです。

また、非変性Ⅱ型コラーゲンにはタンパク質分解酵素の働きを抑える作用があります。

軟骨がすり減っていくのは、タンパク質分解酵素が軟骨組織を分解してしまうためです。年齢と共に再生よりも破壊のスピードが速くなるのは、このタンパク質分解酵素も関係しているのです。

関節の内部ではこんなトラブルが起きている

免疫細胞が「勘違い」して敵ではない滑膜のタンパク質に攻撃を始め、やがて軟骨まで破壊してしまう。免疫寛容がおきると腸管から「敵ではない」という信号が伝えられ、免疫細胞の司令塔であるヘルパーT細胞が「攻撃中止」を指示し、過剰な免疫反応がストップする。

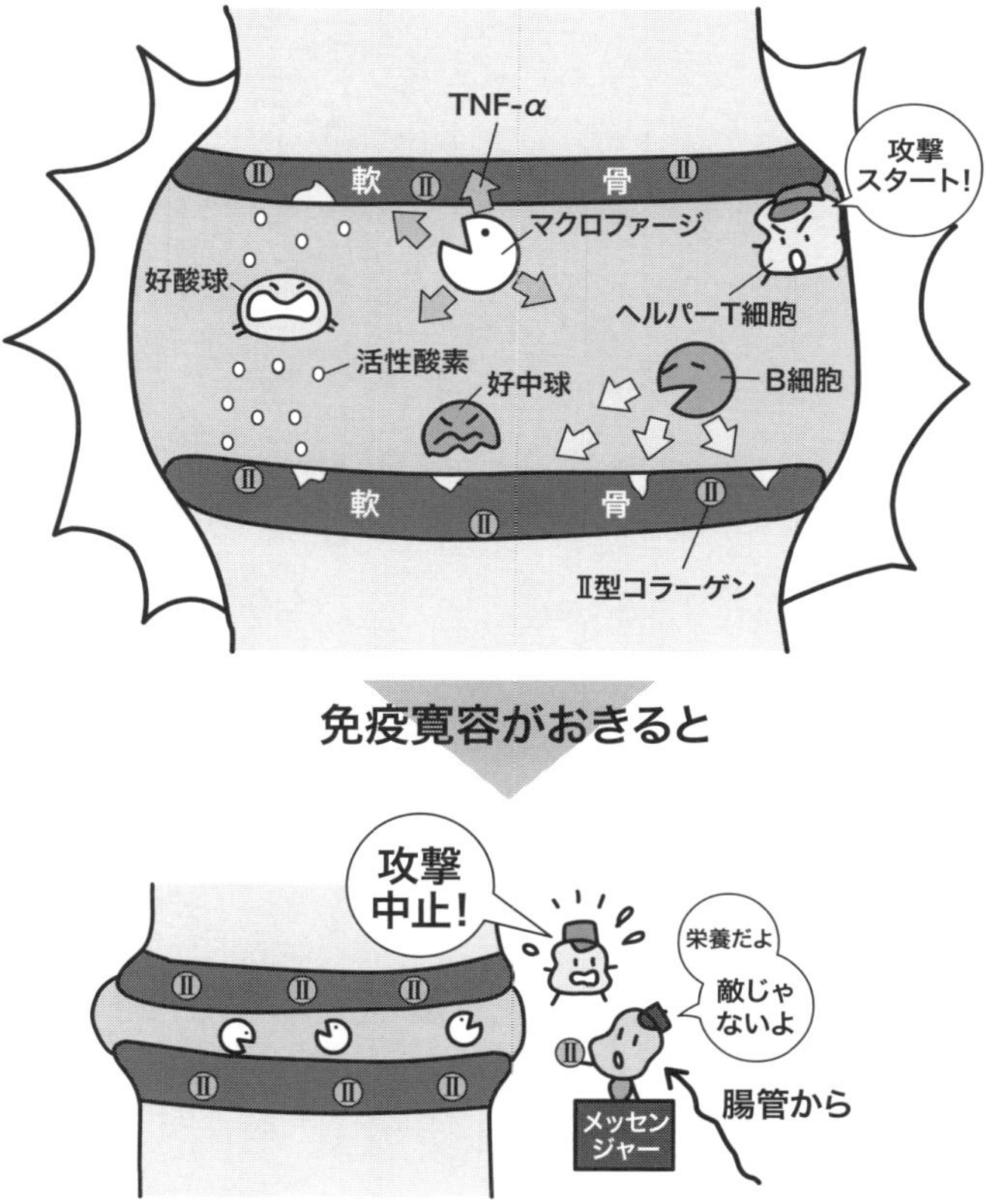

非変性Ⅱ型コラーゲンがタンパク質分解酵素の働きを抑えることによって、結果的に軟骨の再生がスムーズにいくようになります。

非変性Ⅱ型コラーゲンは、体内にあるのと同じ大きさで吸収されるばかりか、リウマチや変形性膝関節症に伴う痛みや炎症を取り除き、さらには軟骨の再生を促す、という三つの働きをしているのです。

【図 29】

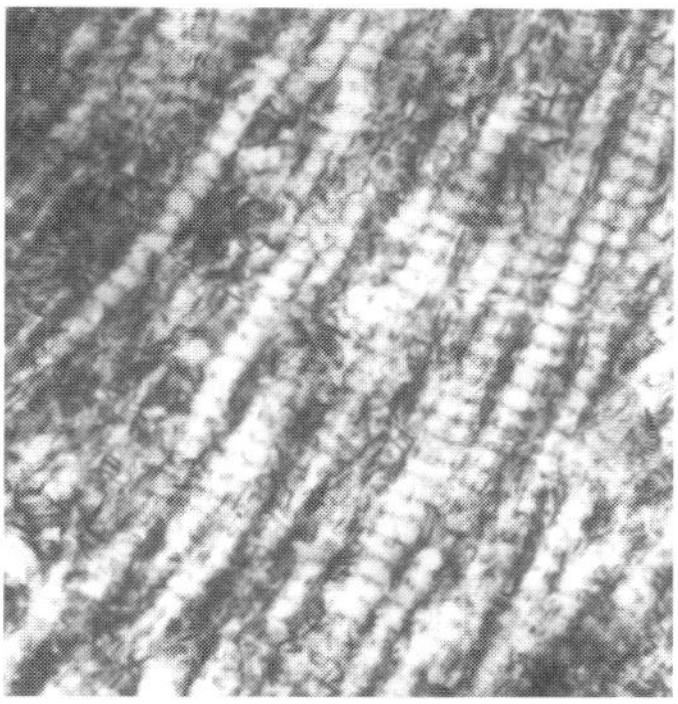

非変性Ⅱ型コラーゲン

非変性Ⅱ型コラーゲンは、ほぼ完全な分子構造（トリプルヘリックス構造）を維持している。

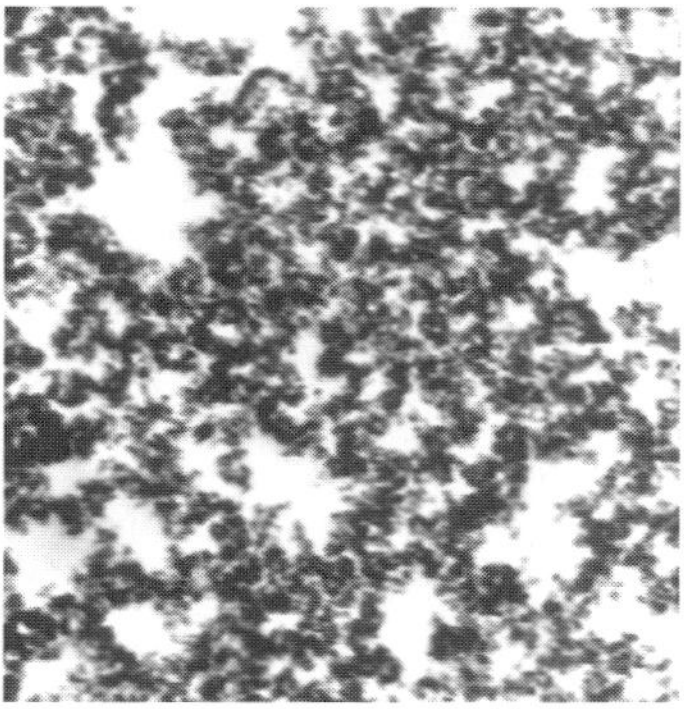

変性Ⅱ型コラーゲン

変性Ⅱ型コラーゲンは、構造が完全に壊れており、アミノ酸やペプチドに分解されている。この構造状態では生体内の免疫システムが認知せず、経口免疫寛容を誘導しない。

N―アセチルグルコサミン

関節に良いということで、「グルコサミン」という名前もすっかりおなじみとなりました。

N―アセチルグルコサミンもグルコサミンの仲間です。しかも、体内にあるグルコサミンと同じかたちをしています。そのため「天然型グルコサミン」とも呼ばれています。

N―アセチルグルコサミンは、ヒアルロン酸やコンドロイチンの原料となる成分のひとつで、関節においてはクッション性を支えている働きをしています。

現在、一般的なサプリメントなどに使われているグルコサミンは、N―アセチルグルコサミンとは異なっています。「グルコサミン塩酸塩」または「グルコサミン硫酸塩」といって、酸分解して抽出した成分なのです。そのため、天然には存在しないかたちをしており、特有の苦渋味がします。

一方、N―アセチルグルコサミンは、天然のかたちを壊さないよう時間をかけて酵素分解して抽出しています。味も自然な甘さがあります。

ヒアルロン酸が年齢と共に減少してしまうことはすでに述べました。ならばヒアルロン酸を補給すれば良いのではないかと思いますよね。

しかし、ヒアルロン酸は分子が大きいため、吸収されにくいのです。その点、ヒアルロン酸の主成分であるN―アセチルグルコサミンはヒアルロン酸の400～3000分の1の大きさでしかないため、体内へ吸収されやすく、ヒアルロン酸の生成をサポートしてくれるのです。

それも、体の中にあるN―アセチルグルコサミンと同じかたちをしているため、通常のグルコサミンに比べて利用される割合が約3倍にもなるのです。

N―アセチルグルコサミンは食品にも含まれています。最も身近なところでは牛乳ですが、100ml あたり11mgと微量です。

N―アセチルグルコサミンの一日当たりの摂取量の目安は500mgです。これを牛乳で補うのはとうてい無理というべきでしょう。こういう場合にこそ、サプリメントで補うのが最も手軽で理想的といえます。

N―アセチルグルコサミンにも関節の軟骨を再生・修復すると共に鎮静作用があることがわかっています。

N―アセチルグルコサミンを服用した変形性膝関節症の患者さんと、そうでない患者さんにどれくらいの差が出るか8週間かけてテストをしたところ、服用した患者さんには「歩くときの痛み」「日常生活での動作」など痛みに関する項目で改善する傾向がみられました（図30）。

N―アセチルグルコサミンの特徴である「軟骨を修復・再生する機能」「鎮静作用」は、プロテオグリカンにもあります。N―アセチルグルコサミンを取り入れることによって、これらの作用をさらに向上させることが考えられています。

サメ軟骨抽出物（コンドロイチン40％含有）

サメは古代から生き抜いてきた生物で、体の6～7％が軟骨でできています。

サメ軟骨抽出成分は、文字通りサメの軟骨から抽出した成分で、関節サプリに

【図 30】NAG 含有乳の変形性膝関節症に対する効果

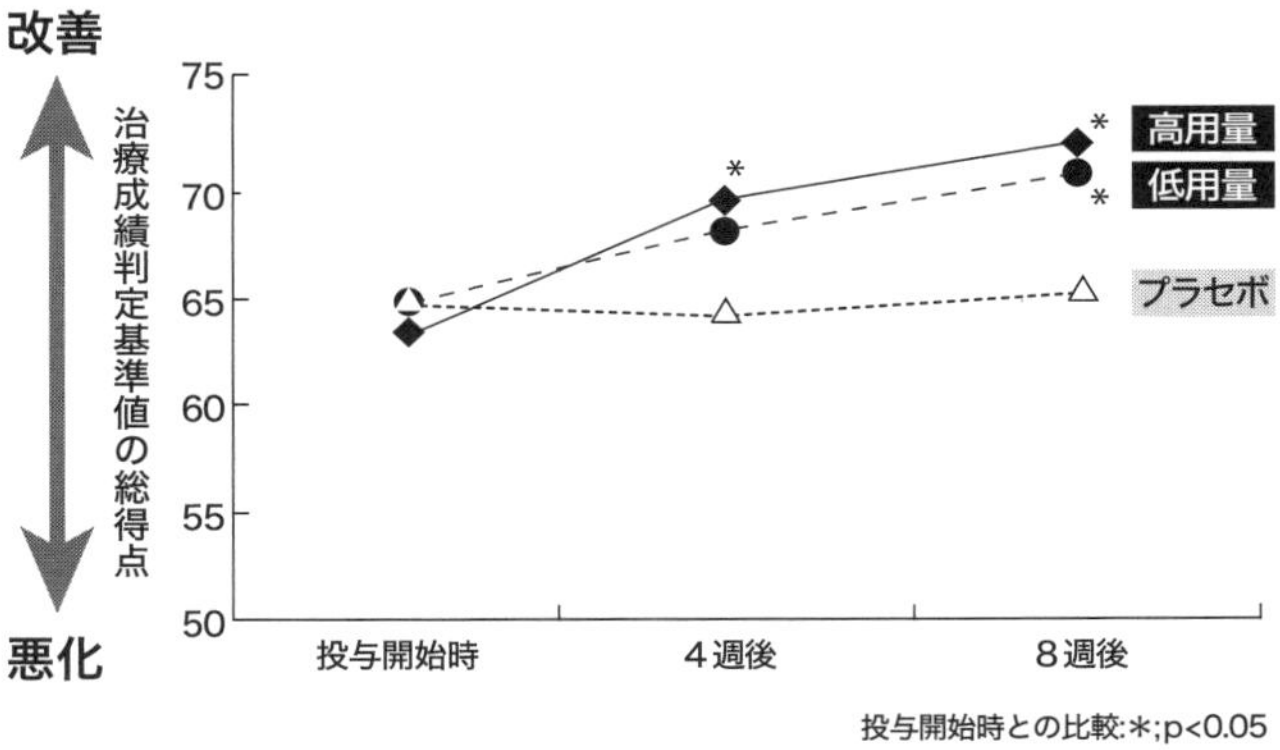

試験の概要

試験方法：プラセボ対照二重盲検平行群間試験

被験者　：変形性膝関節症患者（計31名、平均年齢74歳）

試　科　：低脂肪牛乳 125mL を1日あたり1本

高用量 NAG1.0を含む
低用量 NAG0.5を含む
プラセボ 含まない

摂取期間：8週間

評価方法：摂取前、4週間後、8週間後に医師による症状の点数化
試験終了後に医師による有用度の判定

はコンドロイチン硫酸が40％含まれているものを使用しています。

コンドロイチンが関節の成分であることは、ここまで何度か述べてきました。よく知られる「コンドロイチン」とは正式には「コンドロイチン硫酸」と呼ばれています。

このコンドロイチン硫酸が不足することも、膝関節痛や腰痛などの原因になります。つまり、コンドロイチン硫酸も関節の軟骨の弾力性を維持するために欠かせない成分なのです。さらには、関節炎などの症状を軽減する効果を持っているのです。

コンドロイチン硫酸は、基本的にはヒアルロン酸が硫酸と結合する形で体内で合成される成分です。しかし、他の成分と同様、年齢とともに体内でつくられる量が減少してしまうため、サプリメントなどを利用して補給するのが望ましいのです。

非常に高い保湿力を持つコンドロイチン硫酸は、グルコサミンとも相性は抜群です。どちらも関節の軟骨にうるおいを与えて修復と再生を促し、同時に鎮痛効果を持っています。この同じ働きが、一緒にとることによって相乗効果がもたらされ、さらにパワーアップするのです。

コンドロイチン硫酸を投与すると、軟骨細胞中のプロテオグリカンが増えることが実験によって明らかにされました（図31）。

また、フランスでは変形性膝関節症に対する臨床試験が行われ、１日あたりコンドロイチン硫酸ゲルを１２００ｍｇ摂取した患者さんと、４００ｍｇ入りのカプセルを１個を１日３回服用（合計量１２００ｍｇ）摂取した患者さんに、あきらかに症状の緩和が見られました（図32）。

コンドロイチン硫酸は関節はもちろん骨の原料にもなる成分です。丈夫な骨を維持するためにも役立つことが期待されます。

【図 31】コンドロイチン硫酸投与による軟骨細胞中の
プロテオグリカン量の変化

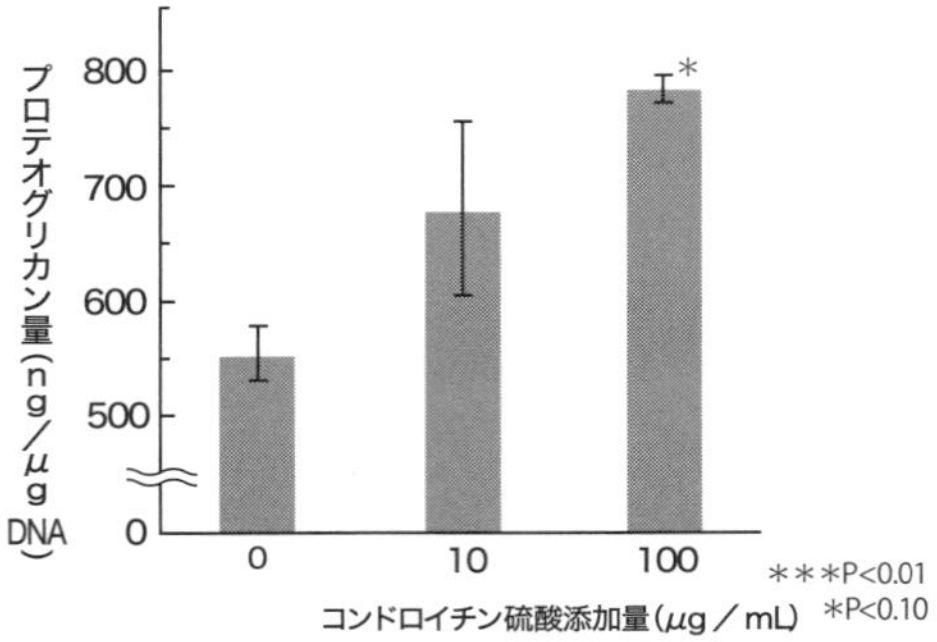

【図 32】コンドロイチン硫酸製剤の変形性膝関節症に
対する効果（フランスにおける臨床試験例）

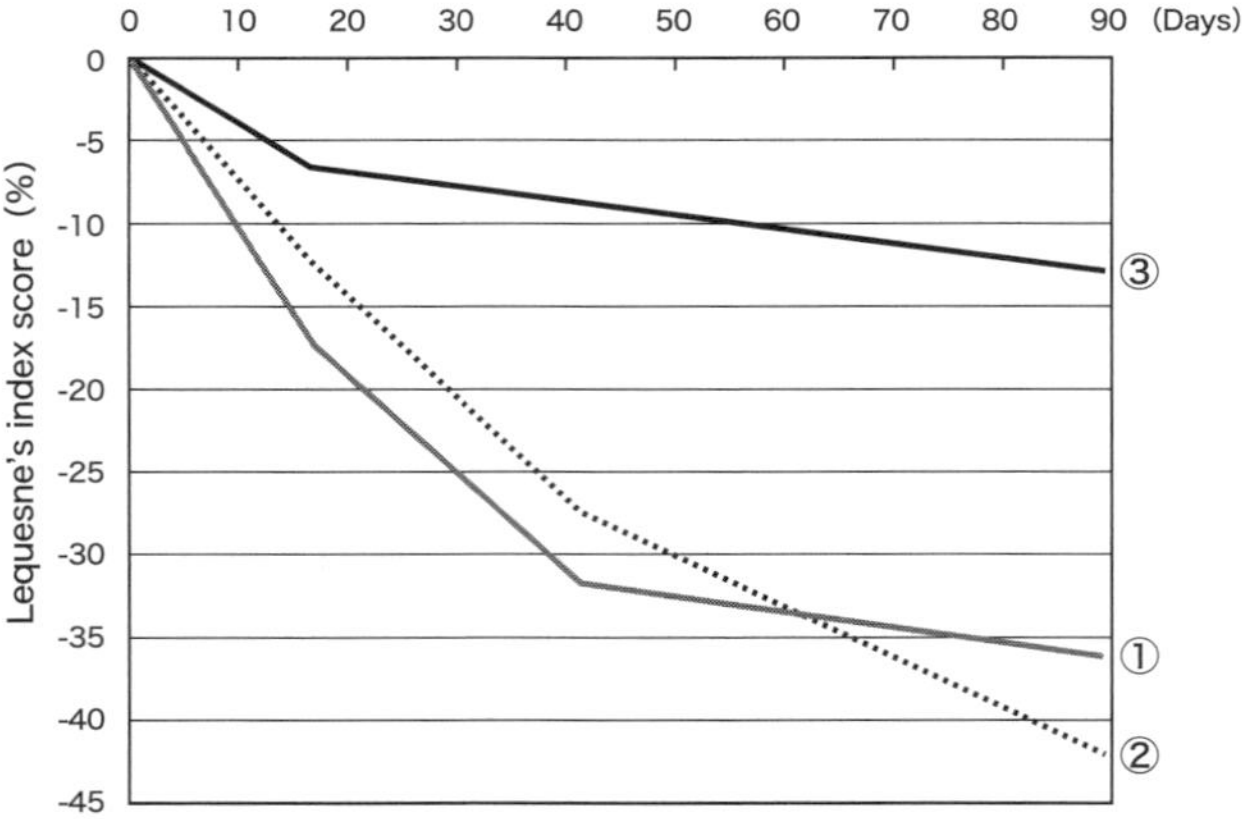

①コンドロイチン硫酸 1200mg／日（ゲル）：40 名
②コンドロイチン硫酸 400mg × 3 回／日（カプセル）：43 名
③プラセボ

ヒアルロン酸

美肌成分として誰もが知るところのヒアルロン酸は、軟骨の重要な成分でもあります。ヒアルロン酸はムコ多糖の一種でN―アセチルグルコサミンとグルクロン酸が交互に連結して鎖のような構造をしています。

わずか1グラムで6リットルもの水を保持するという、高い保水力があることから、もっぱらスキンケア用品などに使われています。

また、膝関節症の治療法として、分子量90万の高分子ヒアルロン酸を関節に注射するということも行われています。

この高分子ヒアルロン酸の関節内注射は、約20年の歴史を持ち、変形性膝関節症の治療としても広く行われています。ヒアルロン酸を注射することによって、加齢などにより減少したヒアルロン酸を直接補うことができるばかりか、関節でのヒアルロン酸の産生能を高めたり、痛みや炎症を抑える効果があります。

しかし、当然ながら専門医でなければヒアルロン酸注射をすることはできません。近年、「飲むヒアルロン酸」としてサプリメントが登場していますが、毎日手軽にヒアルロン酸を補うことができるという利点があります。

ヒアルロン酸も年齢と共に減少してしまうため、一日あたり200mgは補いたいところです。しかし、ヒアルロン酸を多く含むのは主に動物由来の素材。しかも、魚の目玉や鶏のトサカなど、あまり身近ではないものばかりです。これでは食事で補うことはほとんど無理といっていいでしょう。

軟骨の成分であるヒアルロン酸にも、軟骨の動きをスムーズにしたり修復・再生の促進、鎮痛効果があります。

プロテオグリカンと共に摂取することによって、この特性がさらに生かされることになると考えられています。

MSM（メチルスルフォニルメタン）

ＭＳＭは、正式名称をメチルスルフォニルメタンといい、イオウ成分を含んだ物質です。人間をはじめとするあらゆる動物の副腎、母乳などに含まれているほか、新鮮な果物、野菜、牛乳、穀物など様々な食材にも含まれています。ただし、あまりにもその含有量が少ないため、食物から補うことが難しくなっています。

イオウは骨や皮膚、そして細胞組織に必要なコラーゲンを健康に保つ働きがあり、健康的な体の組織をつくることに欠かせない成分です。関節痛や筋肉痛を和らげたり、炎症を抑える効果が期待されています。

イオウはミネラルの一種ですが、他のミネラルと大きく異なる点があります。通常、ミネラルは生体内で他の元素と結合しない性質を持っていますが、イオウだけは例外で、たんぱく質の成分であるシステインというアミノ酸に含まれています。つまり、イオウはアミノ酸の構成要素として、大切な体の組織をつくる役割を担っているのです。イオウはタンパク質の成分として、皮膚を強くし、髪

【図33】MSMの鎮痛効果

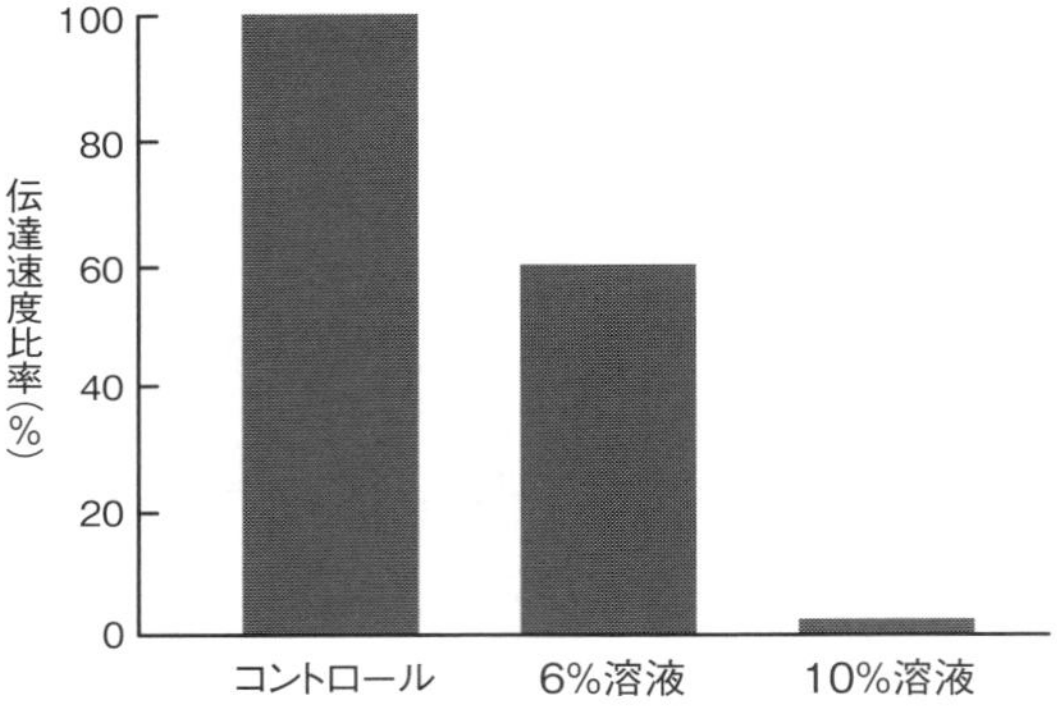

（南イリノイ州立大学、Mayer.M教授らの報告より）

にツヤを与え、健康的な爪の生成に働きかけます。また、軟骨や腱、骨などの成分にもイオウは含まれています。

ＭＳＭには痛みや炎症を鎮める効果が期待されており、関節痛やリウマチといった関節の痛みを抑えてくれることがわかっています。

ＭＳＭが痛みを抑えるメカニズムを、ごく簡単に説明しておきましょう。痛みの信号を脳に送るＣ―ファイバーという神経があるのですが、ＭＳＭはＣ―ファイバーにおいて、痛みの信号を遮断しているのです。その結果、しびれや痛みを和らげるという働きになっているのです。

さらに、ＭＳＭにはグルコサミン、ヒアルロン酸、コンドロイチンの吸収を促進する働きもあります。そのため軟骨の保水性が高まり、柔軟姓や弾力がアップするのです。

グルコサミンなどと組み合わせたサプリメントはすでにあるようですが、プロテオグリカンと組み合わせることによって、相乗効果はさらなるものが期待されます。

第4章

歩ける！ 階段も軽々上れる！
膝関節症を克服した症例集

一足先に試してみました！　新成分プロテオグリカン

実験や臨床試験によって効能が明らかにされたプロテオグリカン。

しかし、実際に飲んでみた人は、どんな感想を抱いたのかということは、誰もが気になるところでしょう。

そこで、一足早くプロテオグリカン含有の機能性食品を試してみた人の体験談をご紹介しましょう。

膝の痛み克服ストーリー　Part1

「二週間で痛みが感じなくなった！ずっと飲み続けていきたいです」

山口絵美さん　62歳　東京都小金井市

誰でも年を重ねれば、体のさまざまなところに変調をきたすものです。そのひとつが関節痛。50代、60代以降の方はもちろん30代や40代でも、体重が増えてきたからとランニングを始めると、「あれ？ 膝に負担が」などと気になり始める人は少なくないようです。

東京都小金井市にお住まいの山口絵美さんも、膝に悩みを抱えるひとりでした。そこで、長期に渡ってプロテオグリカン含有の機能性食品を利用していただいてきました。山口さんは昨年の4月から摂取し始めて5ヶ月間毎日続けています。そしてその後、今度は1ヶ月間その服用をストップしてもらいました。その結果、膝の痛みはどうなったのか。山口さんのストーリーはインタビュー形式でレポートします。

膝が痛くなったきっかけは、娘の結婚式

山口さんの勤めるギャラリーカフェ・テラスは、吉祥寺のジブリ美術館近くにあります。

「妹の経営しているギャラリーのカフェを手伝っているんです」と山口さん。

先にも述べたように、プロテオグリカン含有の機能性食品は、4月から飲んで8月末までで5ヶ月間続けました。それから約1ヶ月間、今度はストップしてもらったという状況です。

「プロテオグリカンは毎朝食後に飲んでます。他にも薬なんかを飲んでたりするので、そのときと一緒に。なので飲み忘れることはないですね」

編集部「いつ頃から膝が痛くなり始めたんでしょうか」

山口「2年前に娘が結婚した時に、結婚式で1日じゅう普段はいている靴とは全然違うヒールの靴をはいていたんですね。1日中はいていたので足が痛くなって、次の朝見たら膝がすごく腫れてた。だいたい1・5倍くらいに。で、びっくりしてお医者さんに行ったんだけれども、ま、要するに老化現象でしょうがないといわれました」

プロテオグリカンを飲んで、料理も、洗濯も楽になりました

毎朝するギャラリー前の掃除。こういう何気ない日常のことで膝が痛むそうです。

編集部「膝が痛くなって困ったことを教えてください」

山口「お掃除をするときですね。立ったり、しゃがんだりするので、それが痛く

て困るんです。それから、お料理をするときです。重いお鍋を持ったりして横に移動したりするときも、結構、痛かったですね。朝起き上がるとき、ベッドから起きるときも痛いし、お風呂の椅子のように低い椅子、低いものに座っていて立つときはかなり痛い。それでとても困るんです」

編集部「プロテオグリカンを飲み始めて、変化は起きましたか?」

山口「実は、ちょっと半信半疑だったんです。でも、飲んでる以上は少しは期待があったので、もしかしたらそのせいかなとは思ったんですが、一週間であれっていうような変化を感じました。それから10日ぐらいしたらさらに、あれあれっと、いい感じがしたんです。……まあ2週間で、確実にこれはプロテオグリカンの効果かなっていうぐらい、痛みが和らぎました。そうですね、だいたい2週間。それからずうっと、どんどん良くなるって感じでした。一番はっきり痛みを感じなくていいなと思ったのは、例えば信号が変わるときなどです。ちょっと小走りするときの痛みがまったくなくなったんですね。それから、やっぱり朝起きあがるときに痛みがない。あとは、お店でもそうなんですけど、冷蔵庫が低いので、食材を出すときにしゃがんで、立ち上がるときです。そういうときも痛みが本当に軽減されて効果を感じました」

編集部「なんだかビックリするぐらい膝が楽になるというのを実感していただいて、なんだかやらせっぽく見えるんじゃないかとこちらが心配するぐらいです」

山口「そうですね（笑）、困っちゃいますね。でも本当のことなんですよ」

編集部「膝以外に何か変化はありましたか？」

山口「ありました、肌に。洗顔をしたときに、肌の皮がポロポロってとれてきたんです。まるで脱皮みたいな感じでしたね。私は普段あんまりお手入れはしていないんです。あまり好きではないんです、いじくるのが。ただ、洗顔はしっかりするので、お肌がポロポロってなるのが嬉しいんです。代謝が良くなったというか、一皮むけた感じですね」

プロテオグリカンをやめてみたら、膝に変化が……
低い位置にあるものをとって、ここから立ち上がるときが辛い。

編集部「今度は1ヶ月間、プロテオグリカン含有の機能性食品をストップしていただきましたが、膝の具合に変化は起きましたでしょうか」

山口「やめてからは、飲んだときと一緒で、今度は逆の変化が起きました。1週間ぐらいしてなんとなくおかしいと感じて、それから10日で、だんだんだんだん、あら、なんか痛いなっっていう感じになっていったんです。今までどおり筋トレもしていますし、他の運動もしてるのですが。何もしないのに痛いってことはないのですが、やっぱり今まで困ってた、低い椅子とかしゃがんだ姿勢から立ち上がるときなど、低い位置から立ち上がるときに辛くなってきましたね。正座も痛いし、10日たったら確実に痛くなってきました。今も痛いです。困ってますよ（笑）」

これからもプロテオグリカンを続けていきたい

編集部「これからまた機能性食品を再開していただく予定になっていますが、今回の企画が終わった後も、プロテオグリカンは続けたいと思いますか？」

山口「プロテオグリカンは、１回飲み始めたら、ずっと続けたいです。年齢も60歳をすぎると多分自分の力ではどうしようもないと思うので、機能性食品はとる必要があると思っています。プロテオグリカンを飲み続ければ痛みがないというのであれば、やっぱりとりたいですね。継続しないと意味がないということは、ものすごく実感としてあります。続けます、飲みたいです。周りのお友達なんかも、これはどこで買えるのかとか聞かれるんですよ。やっぱり歳をとっていくほどに体の中からクッションになるものがなくなるし、何しろ何か必要だとは思っていました。この間、同窓会に出たら、男性でも膝が痛いって人がいたんですが、女性は特に中高年になるとほとんどみんなが太ってしまうから。そうすると膝にすごく負担がかかるんですよね。だから、みんな何かいいものがあれば飲みたがっているんです。でも、何かしら欲しいなと思ってるんだけど、何を飲んでいいかわからない、何を基準に選んだらいいかわからないんですね」

編集部「その場合、結局どうやって選ぶんですか？」

山口「そうなるとやっぱり実際飲んだ人の話、口コミが一番信用できますね。お友達だったら、特に。知らない人のいうことは、もしかしたらやらせじゃないかなってあるのかもしれないけど。だから、私が飲んですっごく楽になったので、私も飲みたいし、周りの人も飲みたいっていってます。やっぱり年齢的に健康の話はよくするんです。機能性食品とかそういうことだけじゃなくて、運動などについてのことも話題になりますね。例えば今私の周りではプールの話なんかがよく出ますね。それ以外にいちばん盛り上がるのは食べ物の話。美味しいもの食べたいって盛りあがって、なのに痩せたいっていってダイエットとか、健康とか、そういう話してるんです。おかしいけどそうなんですよね。プロテオグリカンの話も、そういう中のひとつです。実際に試して、良くなったよっていうと、みんな欲しがりますよ」

編集部「なるほど、よくわかりました、本日はありがとうございました」

膝の痛み克服ストーリー Part2

「腰痛と膝の違和感が、わずか一週間でなくなりました！こんなに体感するのは初めてです」

伊藤侑子さん　48歳　神奈川県三浦市

大掃除をした翌日、膝が腫れて自転車にも乗れない状態に……

伊藤さんは30代前半でぎっくり腰を経験してから、しばしば腰痛に悩まされてきたそうです。

「もう長いこと定期的に整体に通って調整してもらっていました。仕事が忙しいことが続いたり、急に冷えたときなど、ほんとうにちょっとしたことで腰を痛めてしまうことがあるんです。信じられないかもしれませんが、咳やくしゃみをするだけで、腰にピシっと痛みが走って、ひどい場合、もう動けなくなります。ただ、ここ数年は上手につきあえるようになって、腰に負担がかからないような工夫ができるようになったんですね。朝はいきなり起き上がらないとか、くしゃみがでそうになったらしゃがんでするとか（笑）。まだ40代で情けない限りなんですが、デスクワークばかりで、ちゃんと運動してこなかったことが関係あるのでしょうね」

しかし、その無意識に腰をかばう動作が、ときとして膝によけいな負担をかけることになってしまったようです。

「三年くらい前から、たまにですが、膝に軽い痛みを感じることがありました。よく憶えているのは、右膝ばかりが痛くて、自転車をこぐときは右足には力を入れないようにしていたことです。でも、しばらくすると痛みが感じられなくなるんです。それで、あまり気にしないようにしていたんですが……。あるとき、整体の先生に何気なくそんな話をしたら、腰をかばうから膝に来ているんだといわれました。腰があまり良くない上に膝まで痛くなってしまったら、どうしようと、そのときは思いましたね。旅行が好きですし、気軽にあちこち出かける方なので」

その痛みが急に出たのが、2年前の暮れ、大掃除が原因です。何度も立ったり座ったりすることが多く、重たい物を持ち上げるなどといったこともあります。

「床や廊下のぞうきんがけをするときに、膝をついてやっていたんですね。そのときに、膝の関節に、ふといやな感じを抱いたんです。違和感といったらいいでしょうか。でも、とにかく掃除を済ませなくてはと気にしませんでした。ところが、翌朝起きてみたら、右膝だけが腫れているんです。むくんで大きくなっているような感じでした。しかも、動かすと、けっこう痛かったんです」

暮れの忙しい中、膝の痛みで自転車に乗ることもできなくなったという伊藤さん。しかし、その忙しさゆえ、膝に湿布をすると共にサポーターを巻いて、その場を乗り切ってしまったということです。

朝起きたときの違和感とこわばりが一週間で消えてしまった！

まださほど年齢を重ねていないだけに、時折痛みが生じても、我慢して乗り切ってしまうことがほとんどだったという伊藤さん。しかし、この8ヶ月くらいは、さすがに不安を抱くようになったといいます。

「朝起きたときに、腰も膝もこわばっているんです。まず膝を動かそうとするのですが、まるでギ、ギ、ギという音がするんじゃないかと思ってしまうくらい、ぎしぎしするんです。腰もそうですね。腰骨のベッドに当たっている部分が固まってしまったようになっていて、うっかり動かしたら、これはもう絶対にまずいぞ、という感じです。だから、朝目が覚めて体を起こすときは、よほど慎重にしなければならないんです。さすがに、これはまずいんじゃないかと不安になりました。痛みもさることながら、経験したことのないこわばりというのが、かなり恐ろしかったですね」

伊藤さんがプロテオグリカンと出会ったのは、そんな矢先のことでした。それまでは「節々の悩みに」などという宣伝文句に対して反応することがなかったのが、プロテオグリカンだけは飲んでみようかと直感したそうです。

「30年も前から研究されてきたこと、原料がサケ鼻軟骨で東北では古くから食べられてきたことなどから、すごく信頼できそうだなと思ったんです。実は、これまでにけっこういろんな機能性食品を飲んできたんです。関節に関係するサプリを飲んだことがないというだけで、体調維持・管理のために、常に数種類くらいは飲んでいました。その経験から、ほんとうに質の良い機能性食品は効果が実感できるものだということがわかっていました。機能性食品は気休めにしかならないと思っている人がまだまだたくさんいると思いますが、ちゃんとしたものは、決して気休めなどではなく、はっきり有効性が体感できますね。ただし、プロテオグリカンは、有効性を実感できる成分の中でも異例です。わずか、一週間で効果が出てしまったんですから」

軽い症状なら改善されるのも早い。予防的に飲むこともおすすめしたい

気がついたら、こわばりや違和感が消えていた。

そういえば朝起きるときに、あんなに慎重に起き上がっていたのに、何も気にせずスッと起き上がっている。

まさにこの言葉に尽きると伊藤さんは話します。

「私の場合、症状が深刻な事態にまで行っていなかったということもあるのでしょうね。ということは、逆にいえば、おかしいなと思った時点で飲み始めれば、すぐに改善できるということでしょう。どんな病気もそうですが、かなり進行してしまってからなんらかの手を打つと、どうしても時間がかかります。それは、はっきりいって、快適な時間ではありませんよね。人生で与えられている時間は限られていますから、それをどう使うのかということを思えば、誰だって快活でいたいと願うはずです。もしかしたら、プロテオグリカンは、私くらいの年代から予防的に飲んでしまってもいいのかもしれませんよね」

1ヶ月近く飲み続けたところ、さらにわかったことがあると伊藤さんはいいます。それは、本来の軽快な動きそのものを、膝を痛める中で忘れてしまっていた事実があるということです。

「腰も膝も、だんだんと悪くなりますよね。だから、悪くなる前はどれくらい軽快に歩いていたのかとか、どれくらいスムーズに動かせていたのかということを、自分でもわからなくなるんです。飲み続けているうちに、痛みやこわばりがなくなったということ以上に、ふと、そうか、以前はこれくらい動いていたんだ、というとことに気づきました。忘れちゃってるんですよ、ほんとうに。どれくらい自分の動作が軽快だったか、ということを。プロテオグリカンは膝関節痛の症状を緩和するのはもちろん、関節の若々しさそのものを蘇らせてくれるのかもしれませんよね。少なくとも、今はそれくらい思えるほどになっています」

これから50代、60代と年齢を重ねていくことになる伊藤さん。今後も生活習慣のひとつとしてプロテオグリカンを飲み続けていきたいということです。

さらに、プロテオグリカンだけに頼るのではなく、運動や筋トレなどをなるべく取り入れながら、関節の若々しさを保っていきたいと笑顔で締めくくりました。

試飲モニター結果で約75％が効果を実感、半数以上が継続を希望

機能性食品の成分としては、まだまだ「新顔」のプロテオグリカン。関節痛に対して効果があるのかどうか、モニター試験も実施されています。

このモニター試験は、40～70歳代の関節に何らかの症状を抱える31名（男性15名、女性16名）に対して実施されました。

プロテオグリカン含有の機能性食品を一日3粒（一日あたり摂取するプロテオグリカンFの量は50mg）、一ヶ月間にわたって摂取していただき、試飲前と試飲後の変化を調べています。

図34は、試飲前のデータをもとに作成した円グラフです。

「非常に痛い」「少し痛い」を合わせると約75％の方が関節に痛みを感じています。

そのうち「ひざ」に痛みや違和感を感じている人は34％と最も多く、続いて「腰」

【図 34】プロテオグリカン試飲前データ

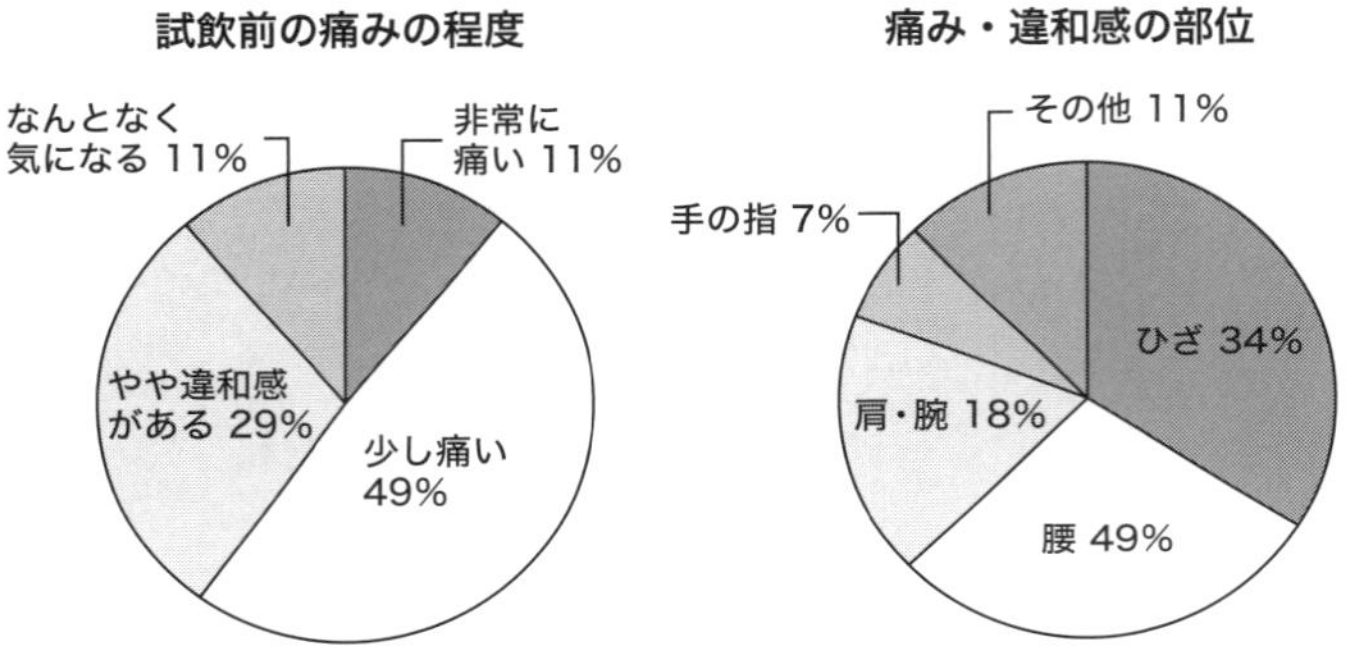

「肩・腕」と続きます。

一ヶ月後、アンケートを行ったところ、全体の16％の方が確かな変化を実感し、58％が「やや改善した」と答えました。合わせて約75％の人が効果があると感じていることが分かります（**図35**）。

また、今後も継続して摂取したいかどうかの問いかけに対しては、半数以上になる52％の人が継続を希望されました。

さらに、それぞれに感想を訪ねたところ、「痛みが楽になった」という解答が多数寄せられています。

【図 35】プロテオグリカン試飲モニター結果

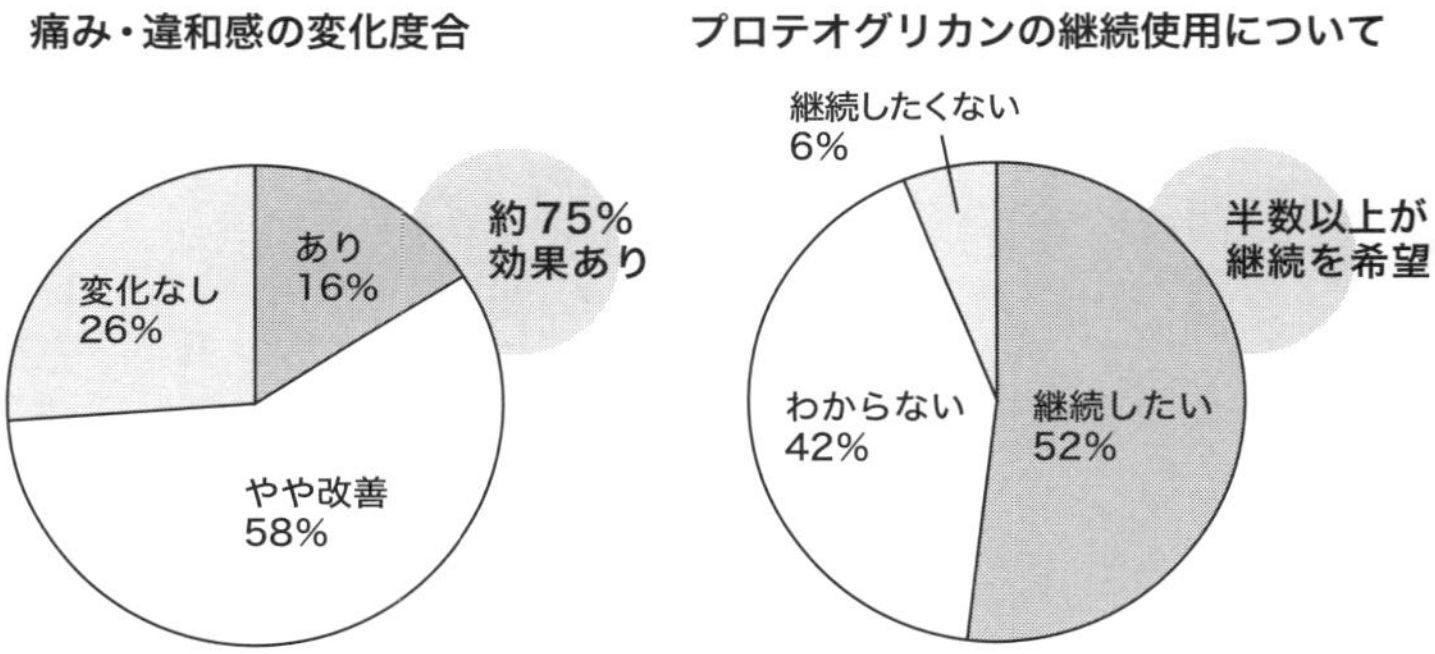

摂取量：3粒／日（プロテオグリカンF50mg ／日）
モニター人数：31 名（男性：15 名、女性：16 名）
モニター期間：１ヶ月間

モニターの感想

・遠出のとき以前ほど痛みを感じなくなった。
・以前とくらべると、朝起きたときの痛みが和らいだように思います。
・関節のコキコキする音が少なくなった感じ。
・痛みが和らいでよかった。
・痛みを忘れるときができるようになった。
・草取りをした後、今まではすぐに腰にきましたが、これを飲んでいたためか、そういうことがありませんでした。
・今まで他に飲んだことがなかったので、今回飲んでみて体的にとっても楽だった。
・薬の服用は胃弱のため胃に負担をかけるのだが、噛んで服用可なので楽だった。
・仕事の疲れが出にくくなった。
・次の日が楽で痛みがなかった。
・膝の関節が楽になった。特に50cmの段差が手をつかなくても登れるようになった
・膝の伸縮が楽になった。
・痛みがなくなったし楽になった。
・痛みがほとんどなくなった。

※個人の感想であり、効果・効能ではありません。

「膝関節痛に効く！」300人のアンケート結果より

プロテオグリカンの使用実感については、青森県産業技術センター弘前地域研究所が、弘前大学と協力しながら300人を対象にアンケート調査を行っています。

アンケートは2012年2月から3月にかけて行われました。慢性的に膝に痛みやこわばりを感じている男女の中から、試験実施機関が定める基準を満たした316名が対象。ホームユース調査といって、家庭での使用実感を調べるものです。

プロテオグリカンを1ヶ月間、1錠を好きな時間に摂取してもらい、飲み始める前と一ヶ月後の症状の変化に関する印象について答えていただきました。

また、試験期間中は睡眠不足や暴飲暴食など不規則な生活は避けると同時に、試験前の日常生活をあくまで変えずに守ってもらいました。試験中の急激な生活の変化は、良くも悪くも結果に影響を及ぼしてしまうからです。

また、試験中は、膝関節痛を軽減する目的で作られた他の機能性食品は飲まないようにしてもらい、すでに飲んでいる人は、一時的にストップしてもらいました。

試験では、「膝の痛みの程度 VAS（Visual Analogue Scale）」「膝の痛みやこわばり」「日常生活の状態」の3つの項目に対して1ヶ月間プロテオグリカンを摂取して感じた膝関節痛の変化について、印象を数字でスコア化してもらっています。

質問項目は、整形外科や運動器リハビリテーションなどの学会で用いられるアンケート式の評価基準「変形性膝関節症患者機能評価尺度」JKOM（Japanese Knee Osteoarthritis Measure）に沿って作成されています。

被験者の内訳は男性163名、女性153名。年齢は40～77歳で、平均年齢は50・6歳です。

被験者の86%が膝の痛みが軽減したと実感

まず、「膝の痛みの程度　VAS（Visual Analogue Scale）」についての試験です。

この試験では、痛みの程度をそれぞれ数値化してもらいます。これまでに経験した最も激しい膝の痛みを100、痛みの無い状態を0とした場合、現在の膝関節の痛みや不快感の度合いがどの程度になるかを数値化してもらったのです。

プロテオグリカン摂取前の痛みの平均的数値は39・3（±18・0）でした。

膝の痛みの度合いの感じ方は人によってさまざまで、人と比べることができるものではありません。同じスコア70レベルの人でも、同じ度合いの痛みとは限りませんし、過去にひどい痛みを経験し、現在は快方に向かっている人が30くらいのレベルと感じている痛みが、別の人にとっては90レベルくらいだと感じられるものかもしれません。

痛みは過去の経験や個人の感受性によって左右されてしまうため、厳密な数値にして分析することは難しいのですが、一定数のスコアを集めて平均化すると、全体の傾向が見えてくるのです。

プロテオグリカン摂取前のＶＡＳ平均スコアは39・9。30日間摂取後の平均スコアは21・0となりました。その差は18・3で、プロテオグリカン摂取後は、膝関節痛が明らかに軽減されたと実感するした人が多いことが明らかになりました。

さらにスコアを分析した結果、３１６名の被験者のうち実に86％にあたる２７３名が、摂取後に痛みが軽減していることがわかりました。残りの14％は摂取しても痛みが変わらないか、強くなったという被験者です。

また、痛みが軽減した２７３名の中には、痛みが１もしくは０レベルまで軽減したという人が25名もいます。この25名についてのスコアを以下に示します。

摂取前↓摂取後（年齢・性別）

・57↓1（50歳・女性）
・55↓0（46歳・男性）
・51↓0（58歳・男性）
・13↓1（46歳・男性）
・13↓0（52歳・女性）
・17↓0（44歳・男性）
・25↓0（40歳・男性）
・41↓1（51歳・女性）
・24↓1（40歳・女性）
・55↓0（45歳・女性）
・60↓1（59歳・男性）
・21↓1（53歳・女性）
・45↓1（53歳・女性）
・39↓1（46歳・男性）
・36↓0（61歳・男性）
・30↓1（47歳・男性）
・43↓1（50歳・女性）
・33↓1（49歳・男性）
・20↓1（40歳・女性）
・36↓1（41歳・男性）
・14↓1（47歳・男性）
・12↓1（64歳・男性）
・23↓0（44歳・女性）
・13↓1（58歳・男性）
・70↓1（51歳・男性）

痛みの軽減幅が大きなこともプロテオグリカンの特徴

被験者の中には痛みが大幅に軽減したと感じている人が少なくありません。摂取前後の痛みのスコア幅が30以上になる被験者は、３１６名のうち実に88名にものぼります。これは被験者全体の28％にあたり、痛みが軽減したと答えた人たちのうちの32％になります。

つまり、膝関節痛が軽減したと感じた人の約３割が「劇的に改善した」と実感しているのです。

１００段階のスコアで30以上の軽減率が示されることは非常に少なく、かなり緩和された状況が明らかになったと見ていいでしょう。

その結果を、以下に抜粋します。

摂取前→摂取後（年齢・性別）

・57→1（50歳・女性）
・84→35（48歳・女性）
・49→13（46歳・女性）
・61→12（56歳・女性）
・41→1（41歳・女性）
・56→17（44歳・女性）
・55→6（42歳・女性）
・76→8（47歳・男性）
・51→0（58歳・男性）
・55→0（45歳・女性）
・38→2（49歳・男性）

・34→3（51歳・女性）
・68→34（48歳・男性）
・38→5（51歳・男性）
・59→8（51歳・男性）
・53→23（46歳・女性）
・51→21（54歳・男性）
・55→0（46歳・男性）
・36→3（45歳・女性）
・55→14（43歳・女性）
・33→3（52歳・男性）
・60→1（59歳・男性）

・48→16（48歳・男性）
・62→18（50歳・男性）
・57→5（40歳・女性）
・75→42（51歳・女性）
・43→12（61歳・女性）
・56→6（40歳・男性）
・70→2（66歳・男性）
・52→8（48歳・女性）
・62→10（44歳・男性）
・48→12（45歳・男性）
・61→25（46歳・女性）

・92→23（60歳・女性）
・49→10（52歳・女性）
・70→32（40歳・男性）
・57→4（54歳・女性）
・64→21（60歳・男性）
・53→23（41歳・男性）
・52→20（41歳・男性）
・61→13（44歳・男性）
・46→2（44歳・女性）
・44→10（46歳・女性）
・45→1（53歳・女性）

・69→38（43歳・女性）
・69→34（44歳・男性）
・39→1（46歳・男性）
・66→26（50歳・女性）
・60→8（51歳・男性）
・36→0（61歳・男性）
・74→23（49歳・男性）
・53→2（42歳・女性）
・44→14（49歳・女性）
・48→7（48歳・女性）
・73→6（43歳・男性）

・55→10（45歳・女性）
・49→11（40歳・女性）
・38→6（42歳・女性）
・45→2（54歳・男性）
・42→12（70歳・男性）
・60→8（49歳・女性）
・97→27（44歳・女性）
・66→32（62歳・男性）
・46→16（46歳・女性）
・36→5（50歳・女性）
・43→1（50歳・女性）

・74→34（78歳・女性）
・55→13（72歳・女性）
・62→5（41歳・女性）
・38→8（42歳・女性）
・78→22（47歳・女性）
・43→3（50歳・女性）
・68→27（51歳・女性）
・44→4（48歳・女性）
・45→11（42歳・男性）
・84→46（46歳・女性）
・36→1（41歳・男性）

・42→3（75歳・女性）
・46→5（53歳・女性）
・33→1（49歳・男性）
・52→5（47歳・女性）
・62→24（54歳・男性）
・77→17（60歳・男性）
・54→18（51歳・女性）
・45→2（65歳・女性）
・70→0（51歳・男性）
・57→24（45歳・男性）
・39→3（41歳・女性）

【図36】膝の痛みの程度（VAS）の推移

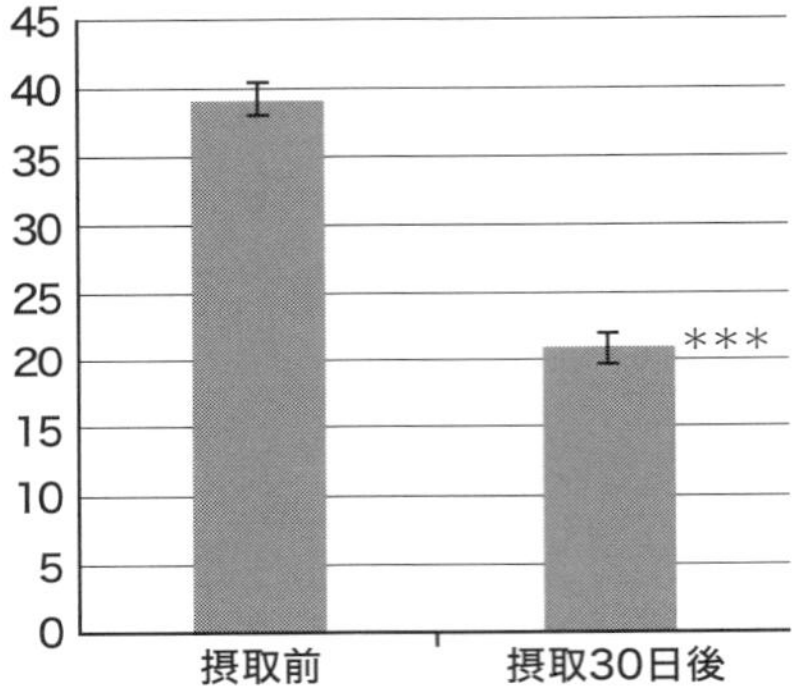

＊＊＊P<0.001／＊＊P<0.01／＊P<0.05

このうちグレー色で示したものは、スコア50以上の軽減率のものです。これはプロテオグリカンを1ヶ月飲んだ結果、痛みの度合いが半減したと感じた人であることを意味しています。なお、最大の改善幅は70でした。プロテオグリカンを飲んだだけで、ほとんど痛みがなくなったということです（図36）。

摂取後の日常生活が楽になった！

次に、「Ⅱ　膝の痛みやこわばり」「Ⅲ　日常生活の状態」「Ⅳ　ふだんの活動など」「Ⅴ　健康状態について」という4つの項目について、5段階評価によるアンケートを実施しました。
以下は「Ⅱ　膝の痛みやこわばり」についての質問事項です。

①この数日間、朝、起きて動き出すときに膝がこわばりますか？

（こわばりはない……1／少しこわばる……2／中程度こわばる……3／かなりこわばる……4／ひどくこわばる……5）

この質問に対しては、156名がプロテオグリカン摂取後のスコアを1段以上下げています。実に全体の50％にものぼる人が、朝のこわばりが改善されたと実感しているのです。しかも、2段階以上の緩和を示すスコアを示した人は、28名もいました。

②この数日間、朝、起きて動き出すときに膝が痛みますか？

（全く痛くない……1／少し痛い……2／中程度痛い……3／かなり痛い……4

／ひどく痛い……5）

起床時の痛みについては、①と同じ全体の50％にあたる156名が、症状が緩和されたことを表すスコアを示しました。そのうち2段階以上のスコア差を回答した人は26名にのぼります。

③この数日間、夜間、睡眠中に膝が痛くて目が覚めることがありますか？

（全くない……1／たまにある……2／ときどきある……3／しばしばある……4／毎日ある……5）

膝の痛みで目が覚めてしまう症状については、119名が緩和されたというスコアを示しています。そのうち20名は2段階以上の緩和を表すスコアを回答しました。

④この数日間、平らなところを歩くとき膝が痛みますか？

（全く痛くない……1／少し痛い……2／中程度痛い……3／かなり痛い……4／ひどく痛い……5）

平地での行動に伴う膝の痛みについては、162名が緩和されたと感じており、そのうち16名は2段階以上の緩和を表すスコアを示しました。

次の⑤の質問と合わせて回答を分析すると、膝への負担が大きくなる運動時ほど痛みが緩和されたと感じている人が増えることです。つまり、軽い運動時よりも、より負担のかかる運動時に「楽になった」と感じられるということです。

⑤この数日間、階段を上るときに膝が痛みますか？

（全く痛くない……1／少し痛い……2／中程度痛い……3／かなり痛い……4／ひどく痛い……5）

膝に負担のかかる階段を上るときの痛みについては、１８０名がプロテオグリカン摂取後に、状態が緩和されたと回答しています。そのうち32名が２段階以上の緩和を表すスコアを示しました。

⑥この数日間、階段を下りるときに膝が痛みますか？
（全く痛くない……１／少し痛い……２／中程度痛い……３／かなり痛い……４／ひどく痛い……５）

膝に大きな負担がかかる階段下りについては、１８３名が緩和されたことを示しており、そのうち38名が２段階以上の緩和を示すスコアを回答しました。

このほか、以下の２項目についても質問した結果、大多数の人が緩和を表すスコアを回答しています。

【図37】JKOM膝関節痛アンケート調査（スコア）の推移
《Ⅱ 膝の痛みやこわばり》

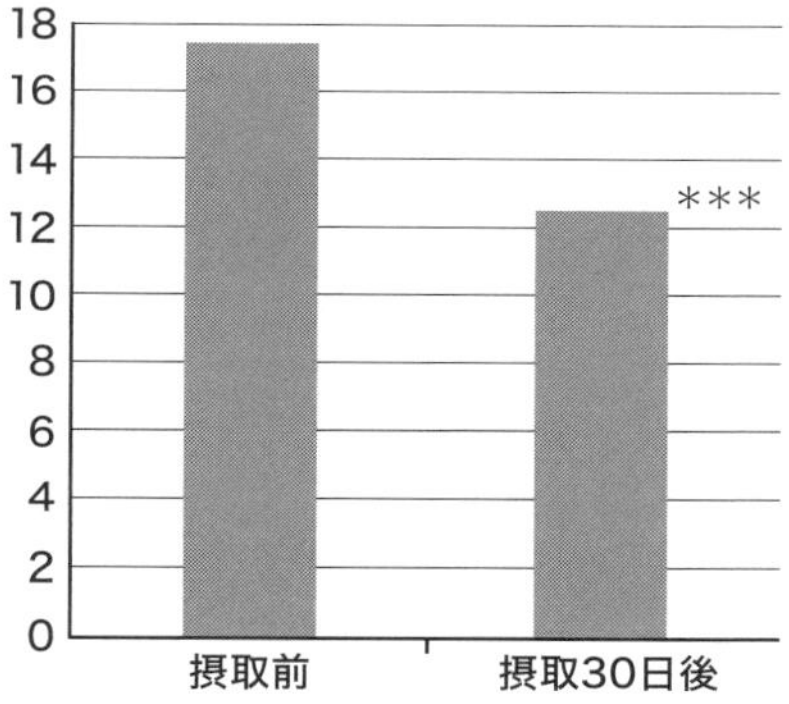

＊＊＊P<0.001／＊＊P<0.01／＊P<0.05

⑦この数日間、しゃがむときや立ち上がるときに膝が痛みますか？

（全く痛くない……1／少し痛い……2／中程度痛い……3／かなり痛い……4／ひどく痛い……5）

⑧この数日間、ずっと立っていると膝が痛みますか？

（全く痛くない……1／少し痛い……2／中程度痛い……3／かなり痛い……4／ひどく痛い……5）

このアンケートは、プロテオグリカンを摂取する前にも、実施しています。もちろん、まったく同じ内容です。その際の5段階評価の全体平均は17でした。

しかし、摂取から30日後にまったく同じアンケートを実施したところ、全体平均は約12になったのです。その差はなんと5で、多くの人が日常生活が楽になったと感じていることがわかりました（図37）。

日常生活の状態や、ふだんの活動、健康状態も良好に

「Ⅲ　日常生活の状態」「Ⅳ　ふだんの活動」「Ⅴ　健康状態について」のアンケートの結果も簡単にまとめておきましょう。

「Ⅲ　日常生活の状態」は、この数日間についての階段の上り下り、洋式トイレから立ち上がる際の困難度、洋服の着替えや靴下の着脱についての困難度など、11項目の質問があります。

それを、先のアンケートと同じくプロテオグリカンを摂取する前と後の度合いを5段階評価で表してもらいました。

その結果、プロテオグリカン摂取前は15・8だったスコアが、30日経過後は11・5にまで下がっていました。それだけ日常生活の困難が緩和されたということです（**図38**）。

「Ⅳ ふだんの活動」については、この一ヶ月について、催し物やデパートなどへ行ったか、ふだんしているお稽古事や友だち付き合いなどを制限したか、近所への外出をあきらめたことはなかったか、など5つの質問をしています。

その結果をまとめたところ、プロテオグリカン摂取前の5段階評価は9・8だったのが、30日間摂取後は7・8にまで緩和していました（**図39**）。

さらに「Ⅴ 健康状態について」は、この一ヶ月について、自分の健康状態は人並みに良いと思うかどうか、膝の状態が健康状態に悪影響を及ぼしているかどうかという2つの質問を行いました。

結果は、プロテオグリカン摂取前の4・8という数値が、30日間摂取後は3・6にまで落ちていて、わずか一ヶ月で健康状態が緩和されたことが明らかになりました（**図40**）。

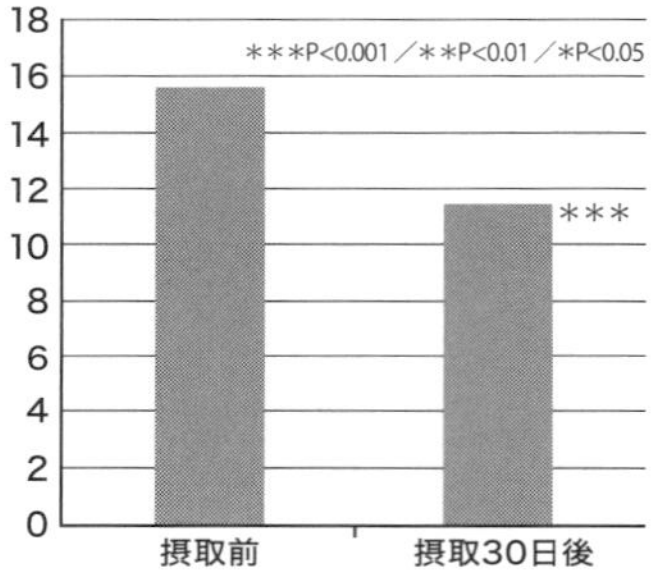

【図 38】JKOM膝関節痛アンケート調査（スコア）の推移
《Ⅲ 日常生活の状態》

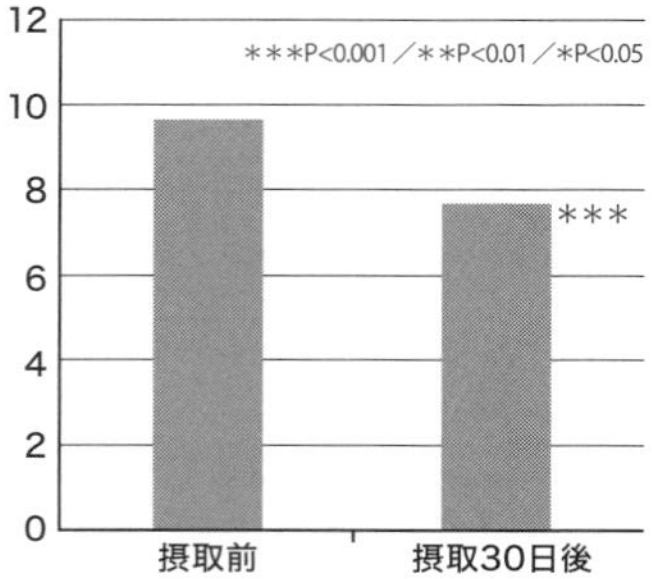

【図 39】JKOM膝関節痛アンケート調査（スコア）の推移
《Ⅳ ふだんの活動など》

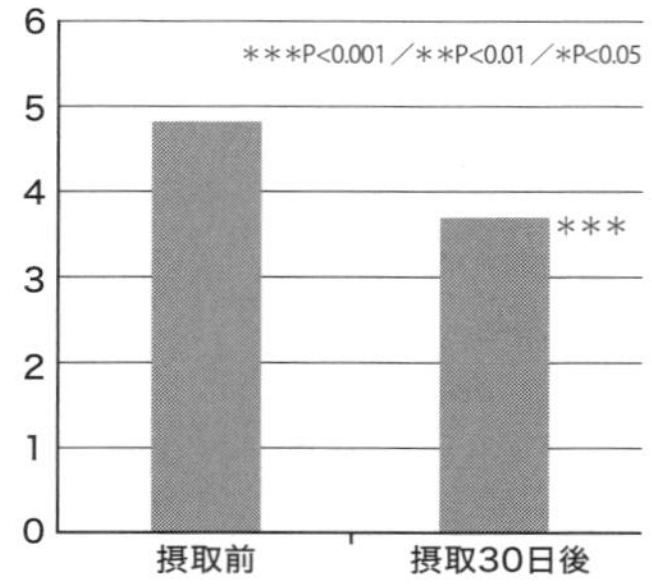

【図 40】JKOM膝関節痛アンケート調査（スコア）の推移
《Ⅴ 健康状態について》

これらの四項目をもとにプロテオグリカンの使用実感を統合し、膝の痛みの度合いを5段階の累計スコアで評価してみました。するど、47から36と、わずか30日間で11ポイントの改善が見られることが明らかになりました。

このアンケート調査は、あくまでも摂取した人の実感ですが、摂取している人自身が「良くなった」と実感することは、非常に重要なことではないでしょうか。どれほど優秀な成分であったとしても、摂取した人自身が納得できる使用感がなければ、それほど価値のあるものとはいえないはずです。

これらの調査は、プロテオグリカンは飲んだ人がしっかりと改善を実感できる成分だということを物語っているのです。

（参考＊『奇跡の新素材プロテオグリカン』かくまつとむ／弘前大学プロテオグリカン ネットワークス・著　小学館１０１新書）

膝の痛み克服ストーリー Part3

半月板断裂で歩くのも困難だったのが、普通に生活できるまでに回復

打川玲子さん（仮名）62歳　東京都

打川さんが膝を痛めたのは2012年1月のことです。自転車で転倒し膝を強打。整形外科で診てもらったところ左足膝の半月板断裂と診断されました。そのまま手術となりましたが、痛みは治まらず、立ったり座ったりといった日常的な動作もままならない状態が続きました。

半月板というのは膝関節の軟骨のことで、大腿骨と脛骨《けいこつ》の間のクッションの役目を果たしています。立ち上がるだけで体重の負荷がかかるため、ふだんから負担になっており、加齢と共に減っていく性質もあります。ここが傷ついたりすり減ったりすると、骨と骨がこすれて、痛みのために立っているのも困難になる場

合もあります。

少しでも早く治そうと、打川さんは温泉で療養したりしましたが、痛みが和らぐのはそのときだけで、しばらくたてばまた痛むといった具合です。特に立ち上がるときや体を支えるときに激痛が走ることがあります。膝が痛いというだけで、あらゆる動作が難しくなります。

そこで打川さんが試したのがプテオグリカン含有のサプリメントです。1日2粒、朝夕1粒ずつ飲んでみたところ、2ヶ月ほどで痛みが軽くなってきました。そのうち立ち上がるときもスムーズに動けるようになり、歩くのも苦痛ではなくなったといいます。

その後も痛みは和らいでいき、普段の生活で感じていたつらさは消えていきました。今では左足だけで片足立ちができ、立ったり座ったりもできるようになったそうです。買い物などの外出も普通にでき、安心して生活ができるようになりました。もし事故・手術後の状態が続いたらどうしようかと不安でしたが、プテオグリカン含有サプリメントのおかげですっかり元気になった打川さんです。

病院治療も効かず、色々試した中で一番効いた。痛みが7割軽減。犬の散歩も楽しい

杉田伸子さん（仮名）69歳　栃木県

膝や腰の痛みは加齢によることが多いものです。杉田さんも年と共に、少しずつ腰や膝が痛くなってきたのを感じていたそうです。それが急激に悪化したのが2014年9月。特に左膝外側の痛みがひどくなり、それがだんだん広がっていきました。左膝外側から右膝内側の痛み、お尻から足にかけては坐骨神経痛、腰も重苦しく、痛みが次第に広がっていくのだそうです。

病院でレントゲンを撮ると膝の軟骨はすり減り、骨と骨がこすれて痛いということがよくわかったそうです。

病院では電気マッサージなどの治療をしましたが、一向によくなりません。転院した先で、サメ軟骨や非変性Ⅱ型コラーゲンなどのサプリメントも色々試して

みたところ、唯一効果を感じたのがプロテオグリカン含有のサプリメントだったそうです。

それまで痛みで生活が困難なほどだったそうですが、プロテオグリカン含有サプリメントを飲み始めてわずか1週間ほどで、膝の痛みが消えていきました。特に利き手ならぬ利き足の右膝がとても楽になったのを感じました。

プロテオグリカン含有サプリメントは朝夕各1粒、1日2粒を飲み続けたところ、両膝、腰の痛みが消えていき、特に右膝の痛みが10分の1にも減ったそうです。それ以前は、寝ていても伸ばした足が痛かったそうですが、今はそういったことはありません。つらくて思うにまかせなかった犬の散歩や庭仕事も、今では苦もなくすることができます。さすがに散歩の帰りは「膝、痛いかな」と思うこともありますが、1年前に比べれば夢のようです。

ちょっと飲むのを止めて、飲まない場合と比べてみようかと思うこともあるそうですが、また痛みがぶりかえすかもと思うと、やはり継続して飲もうと思う杉田さんです。

痛みがだんだん和らいで、水もたまらず炎症も治まった。自分に合っているので飲み続けている

石山隆造さん　72歳（妻談）山形県

石山さんは以前から膝の痛みがあり、病院を受診したところ「変形性膝関節症」と診断されました。膝軟骨が減っており、水がたまって炎症を起こしているとのことでした。治療はヒアルロン酸の注射ですが、あまり芳しくないため、何かいいものはないかと探しておられたそうです。

そうしてようやくたどり着いたのがプロテオグリカン含有サプリメントです。これを毎日2粒ずつ飲んでみたところ、1ヶ月ほどで様子が変わってきたそうです。痛みはまだあるものの、以前のような鋭いものではなく、鈍いというか柔らかい痛みに変わってきました。膝に水がたまらなくなり、腫れもなくなったのです。

膝にはもともと関節液というものが存在し、古いものは体に吸収され、新しい

ものが分泌されています。通常、関節液の量のバランスは一定に保たれています。

ところが、様々な原因により滑膜組織に炎症が起こると、滑膜から関節液が過剰に分泌され、膝にたまるようになります。これが膝の水（関節液）の正体で、痛みが増し、炎症がさらにひどくなります。結局病院で水を抜いてもらうのですが、すっきりするのはそのときだけで、再びじわじわと水がたまります。

石山さんは、プロテオグリカン含有サプリメントによって水がたまらなくなり、痛みもだいぶ治まってきたというわけです。

石山さんには、膝の痛みそのものではなく、困っていたことがありました。それは膝痛のために正座ができないことです。そのためお葬式にはいつも奥様に代理で出席してもらうほかありませんでした。「この方の葬式は自分が出なくてはいけないのに」と思っても、体が思うに任せない。それがつらかったそうです。

今はお葬式はもちろん、どんな集まりにも自ら赴くことができます。

痛みが全くなくなったわけではありません。しかし飲み始めて1年ほどたち、以前とは全く違っています。

「あきらめなくてよかった。プロテオグリカンは本当に自分に合っている」と話しておられる石山さんです。

病院の薬は全く効かず、プロテオグリカン含有サプリメントにしてからグッと楽になった

福岡義信さん（仮名）80歳　北海道

福岡さんは以前から膝に痛みがあり、だんだんひどくなっていくのを感じておられました。整形外科へも通いましたが全く効果がなく、むしろ悪い方へ進んでいるような気がしていたそうです。薬も効きませんでした。

あるとき、膝痛に関する本を読んでプロテオグリカンのことを知り、プロテオグリカン含有サプリメントを取り寄せて飲んでみたところ、次第に痛みがなく

なっていきました。

「膝の痛みは、膝の屈曲する角度でわかりますが、今はかなり曲げることができます。効果があったことの証拠のようなものです。全く痛みがなくなったわけではありませんが、大きな変化です」

正座はまだできないものの、少し膝を曲げて前かがみになることはできるとのこと。この効果が少しでも持続するように、しばらくは飲み続けたいと語っておられる福岡さんです。

以前はつらかった買い物も随分楽になった。階段の上り下りも苦にならない

岩間友江さん　70歳　埼玉県

膝の変形関節症で悩んでおられた岩間さん。これまで様々なサプリメントを試されましたが、「焼け石に水」だったそうです。プロテオグリカン含有サプリメントも、それほど期待していたわけではなく、少しでも効果が感じられたらくらいの気持ちで飲み始めました。

飲み始めたのは2015年3月。それから1ヶ月、かなり痛みが和らいできたことに気づいたそうです。岩間さんの部屋は家の2階にあり、1日に何度も往復するのですが、気づくと上り下りが苦ではなくなっていたのです。

膝の痛みが最もひどかった時には、クルマでスーパーに買い物に行き、到着してから買い物を終えて再びクルマに乗るまでに、ベンチに座るなどして3回は休

憩しなければならなかったそうです。膝の痛みで歩き続けることができなかったのです。

それが今では1回休めば大丈夫だとのこと。家庭の主婦にとって、買い物は毎日のことですから、これは確かに大きな変化です。

「私にとってはビッグニュースです！」

岩間さんは、膝の回復をほがらかに語ってくれました。

20代から悩まされた腰痛から解放され、朝の散歩も楽しみに。シニアでも色々なことにチャレンジしたい

小山奈津子さん（仮名）70歳　青森県

若くても腰痛もちという人は珍しくありません。小山さんも20代からずっと腰痛に悩まされてきたそうです。

最近は毎日の家事でもつらいと感じることが増え、特に掃除機をかけるとき、前かがみになっていると、だんだん腰が張ってきてつらかったと話しておられます。確かに家事は、台所仕事、掃除、庭仕事など前かがみで行う作業が多いので、主婦にとって腰痛は宿命のようなものかもしれません。

以前、小山さんは整形外科にも通っていましたが、腰を温める電気治療などがせいぜいで、たいして効果はなかったそうです。また通院そのものが大変で、結局やめてしまいました。

そんな小山さんがプロテオグリカン含有サプリメントを飲み始めたところ、わずか3日で重かった腰が楽になり、1ヶ月足らずで体がスムーズに動くようになったそうです。3ヶ月後にはますます体調がよくなり、お孫さんと一緒に外出したり、山歩きのサークルに参加するなど、ご本人も驚くような活動ができるようになりました。

「それだけ動いても、翌日に疲れが残っているという感じは全くないです。びっくりするほど体が楽で、今までの自分ではないみたいです」

ただ、あまりはりきりすぎてケガでもしたら大変だということで、山歩きは控えめにして、朝のウォーキングを楽しむようになりました。

「毎朝1時間半くらいです。これも楽しいですよ。プロテオグリカン含有サプリメントを飲み始めて2年になりますが、私には大切なパートナーです。シニアでも色々なことにチャレンジしたいと思っています」

驚くほどの効き目。しゃがむ、座るだけでなく正座もできるようになった

斎藤良子さん（仮名）70歳　青森県

膝の痛みのために正座できない、という悩みを抱えている方は少なくありません。変形性膝関節症では、膝の軟骨が減って、大腿骨（モモの骨）と下肢の骨が直接ぶつかって痛みが出ます。正座するという姿勢は、ただでさえ骨がこすれあっているのに、それを折るような状態になるので、さらに痛みは増します。

日本は正座を「正式な坐り方」とする国であるため、これができないということが身体的だけでなく心理的なストレスになってしまいます。

斎藤さんも、膝の痛みで正座ができないという悩みを抱えておられました。色々なサプリメントを試してこられましたが、今まで満足したことはなかったそうです。

プロテオグリカンの場合、「こんなに早く効果が現れるとは思わなかった」「驚くほどの効き目」「ビックリ」と感じておられ、予想を超える結果だったようです。膝の具合がよいので、歩く、座るといった動作だけでなく、しゃがむ、正座することも楽にできるようになったそうです。

このことはプロテオグリカンが、膝の軟骨の再生を促した、助けたからと考えられます。継続して使うことで、さらに改善する可能性もあると考えられます。

歩くのも困難なほどの膝痛が日常生活には支障がないほどに回復。フラダンスを楽しめるが、もっとアクティブな運動もしたい

佐藤信子さん　67歳　仙台市

若い頃から膝はあまり強い方ではなかったという佐藤さん。１年ほど前から急激に痛みがひどくなり、歩くのも困難なほど悪化してしまいました。近所のスーパーに車で買い物に行っても、アクセルを踏んだだけで膝の力が抜けてしまったそうです。交差点を歩いて渡るときも時間がかかり、信号が途中で変わってしまうような状態で、本当に困ってしまったとのことです。

整形も整体も効果がなく、試行錯誤を繰り返し、藁をもつかむ気持ちでプロテオグリカン含有サプリメントを飲み始めたのが２０１５年の5月頃です。

幸いプロテオグリカンは佐藤さんの期待に応え、４ヶ月を過ぎる頃には痛みが

激減。「右膝が一番痛むときを100としたら20～30くらい」まで回復しました。「夜も、以前は湿布などをしないと痛みで寝られないほどでした。膝の奥からじわっと痛みがわいてくる感じ。それが今は、寝るときは全く痛みがありません」ふだんの生活でも、荷物を持って階段を上り下りする際に、手すりにつかまらなくても平気になるなど、驚くほど調子がよくなっています。

ただし、痛みが全くゼロというのではありません。佐藤さんは、「以前の痛みをサイズに例えると、10円玉くらいの大きさでした。右膝の内側にそれがある感じ。今はそれがマッチ棒の先くらい」とおっしゃいます。これさえなくなれば、もっと活発に活動できると考えておられるのです。また「まだ正座は無理」ということで、さらに調子がよくなることを願っておられます。

「以前はもっとアクティブに体を動かしていたんですよ。今、ちょっと停滞気味で、フラダンス程度は楽しめますけど、そこまでなんです。以前はもっと激しいエアロビクスもやっておりましたので、またできるようになりたいですね」

そのために、プロテオグリカンに期待を込めて継続して飲み続けたいそうです。

膝のこわばりは消失。痛みも和らいで、買い物や家事も楽になった

岡野真澄さん（仮名）72歳　福井県

岡野さんが膝の痛みで整形外科を受診したのは、2014年6月のことです。急に痛くなったというわけではなく、少しずつ膝の違和感が強くなり、いよいよ本当に痛いとなっての受診でした。

レントゲンなどで膝軟骨が減っていることがわかり、これは治らないというのが診断だったようです。

そんなとき、書店で本をみつけて読み、紹介されていたプロテオグリカン含有のサプリメントを取り寄せました。飲み始めたところ、1ヶ月ほどで痛みが薄れ、ごわついていたこわばりもなくなったそうです。

残念ながらまだ正座はできないそうですが、座布団などを使えば膝を崩した横

座りはできるようになったとのこと。以前はそうした座り方もできなかったので、プロテオグリカンの効果だと感じておられます。

毎日の買い物も、以前は休みながら行っていたのが、今は難なく往復できるとのこと。家事全般もそうですが、膝の痛みがなくなったことでよくなったことはたくさんあります。調子がいいので、これからも飲み続けたいとのことです。

夜も痛みがなく、健康な膝を取り戻した感じ。稽古の日も翌日も元気でうれしい

稲守利允さん　72歳　三重県

剣道の師範として、毎日のように子供たちに稽古をつけておられる稲守さん。以前は膝の痛みで、稽古の翌日はかなりつらい状態だったり、稽古ができなかったこともあったそうです。

稲守さんが剣道を始めて60年。膝の痛みも剣道での膝の使い過ぎが原因だろうと考えておられます。

一時は整形外科にも通い、痛み止めを飲んだり、ヒアルロン酸の注射をしていたこともあったそうです。またサプリメントも色々試しましたが、これというものはありませんでした。

「今は薬もいりません。時々リハビリに行く程度です。(プロテオグリカンは)

私の体に合っているんでしょうね。他のものでは改善されなかった違和感や痛みもすっかりよくなりました。今後も飲み続けるつもりですよ」と調子のよさを喜んでおられます。

第5章

食事と運動をプラスして、もっと若々しい関節に

予防と改善のために、やはり基本は食事と運動

プロテオグリカンが、いかに期待できる新成分であるかは、ここまでの記述でおわかりいただけたことと思います。

しかし、どれほど素晴らしい成分であったとしても、暴飲暴食をしたり、運動をまったくしないなど、あまりにも不摂生な生活をしていたのでは、その効果も半減してしまいます。

やはり基本は食事と運動です。関節に良い栄養素を含む食材を上手にメニューに取り入れて、軽い運動やトレーニングなどを習慣にしておくことは、若々しい関節を保つために必要不可欠です。

基本的な生活スタイルを整えることによって、プロテオグリカンの有効性をさらに実感できるにちがいありません。

ここでは、自分でできる関節ケアとして、積極的にとりたい食材と気軽にできる運動法をご紹介します。

積極的にとりたい関節の栄養となる食材

膝関節症の症状の改善や進行および発症を予防するには、なんといっても関節にいい栄養素をしっかり補給することです。

詳しくいうと、軟骨や骨、筋肉、靱帯など関節を構成する成分や、これらの再生を促す成分、さらには関節の炎症を抑える成分のことです。

軟骨を構成する成分については、これまでに何度か登場していますね。コラーゲンやグルコサミン、コンドロイチン、ヒアルロン酸などです。これらの栄養素を含む食品を積極的に取り入れるといいのです。

それぞれの成分を多く含む食材について、具体的にまとめておきましょう。

◎コラーゲン

鶏の軟骨、手羽、砂肝、レバー、各種骨付き肉、カレイ・エビ・フカヒレ・貝類・ドジョウ・ナマコなどの魚介類、魚の煮こごり、牛すじ、ゼラチンなど。

コラーゲンは軟骨や靱帯の弾力性を保つと共に、カルシウムの骨への定着をサポートする働きも持っています。

◎グルコサミン

カニやエビなど甲殻類の殻（外皮）、動物の皮膚、軟骨など。

グルコサミンは軟骨や靱帯、皮膚などを構成する成分。コンドロイチンやヒアルロン酸の主原料でもあります。

◎コンドロイチン

納豆、オクラ、山芋などネバネバした食品、豚足、フカヒレ、スッポンなど。

コンドロイチンは軟骨や靱帯の弾力性を保つ働きをします。

◎ヒアルロン酸

鶏のトサカ・軟骨・皮・手羽、豚足、フカヒレなど。

保水性が高く、多量の水と結合して粘りのある関節液をつくるのに役立ちます。

◎タンパク質

納豆や豆腐などの大豆製品、牛乳・チーズなどの乳製品、鶏肉・豚肉・牛肉など肉類、マグロ・鰹・ヒラメなどの魚介類、鶏卵など。

筋肉や靭帯を構成する大切な成分です。肉類は脂肪分の少ないところを選んで摂取するようにしましょう。

◎カルシウム

牛乳やチーズ、ヨーグルトなどの乳製品、鰯・ワカサギ・ドジョウなどの小魚、干しエビ、納豆・豆腐・高野豆腐などの大豆製品、ヒジキやワカメなどの海藻類、小松菜、芥子菜、モロヘイヤなど。

骨を構成する成分です。特に女性は閉経前後から骨粗鬆症のリスクがあがるので、積極的に取り入れましょう。

◎**亜鉛**

カキ、牛肉、レバー、ウナギの蒲焼き、ゴマなど。

亜鉛はコラーゲンの合成を助けます。ゴマなどは毎日手軽に取り入れやすい食材でしょう。

◎**鉄**

レバー、肉類、ヒジキ、アサリ、ドジョウ、小松菜など。

関節リウマチの場合、しばしば貧血の合併症を引き起こすことがあります。鉄分を積極的にとることで予防しましょう。

◎**ビオチン**

レバー、鶏卵、鶏肉、イワシ、サケ、ニシン、ピーナッツ、クルミなど。

ビオチンはビタミンB群の一種で、筋肉の痛みを緩和する作用があります。

◎ビタミンB6

カツオ・サケ・イワシ・マグロ・ヒラマサ・サバ・サンマなどの魚類、牛肉の赤身、レバー、ニンニク、ピスタチオなど。

ビタミンB群の一種で、免疫機能を正常に保つ働きをします。

◎ビタミンB12

レバー・シジミ・赤貝・カキ・アサリなどの貝類、サンマ、イワシ、ノリなど。

関節リウマチの合併症である貧血を予防します。鉄分と共にとるといいでしょう。

◎ビタミンC

アセロラ、グァバ、柿、イチゴ、キウイ、オレンジ、レモンなどの果物、ピーマン、ブロッコリー、小松菜、ほうれん草、カボチャなどの野菜に多く含まれます。

ビタミンCはコラーゲンの合成を助けると共にステロイドホルモンの分泌を促

進します。ステロイドホルモンは痛みを抑える働きをしています。

◎ビタミンD

サケ、ニシン、サンマ、カレイ、イサキ、筋子、しらす干し、ウナギの蒲焼きなどの魚類や干し椎茸など。

ビタミンDはカルシウムの吸収を助けます。

◎ビタミンE

アーモンド・ヘーゼルナッツ・ピーナッツなどのナッツ類、ニジマス、ハマチ、アコウダイ、メカジキ、ニシン、ウナギの蒲焼き、カボチャ、モロヘイヤなど。

ビタミンEには炎症を抑え、関節痛を和らげる働きがあります。また、血行を促進して新陳代謝を高めるため、軟骨の代謝をスムーズにします。

◎DHA（ドコサヘキサエン酸）、EPA（エイコサペンタエン酸）

ハマチ、鰯、サバ、ぶり、サンマ、マグロなどの青魚、キンキ、真鯛、ウナギの蒲焼きなど、魚の脂に多く含まれています。

EPAとDHAには炎症を抑えて関節痛を和らげる働きがあります。

◎α―リノレン酸

シソ油、エゴマ油、アマニ油など。

炎症を抑え、関節痛を緩和する働きがあります。ただし、加熱するとこうした働きが失われてしまうため、そのまま用いるようにすること。ドレッシングとして使うのが利用しやすい。

◎乳酸菌

ぬか漬けやピクルスなどの漬け物類、ヨーグルト、チーズ、味噌、醤油などの発酵食品に多く含まれる。

乳酸菌には免疫機能を正常に保つ働きがあります。

◎クルクミン

ウコンに含まれる成分。ターメリックやウコン茶にも含まれている。

関節のしびれやこわばりを緩和する働きがあります。

ここでご紹介した食品を上手に組み合わせて摂取するようにしましょう。

ただし、いくら体にいいからといって食べ過ぎては元も子もありません。膝関節症の原因の一つに肥満があげられていることは、すでに述べたとおりです。栄養をたっぷりとろうとして体重が増えてしまっては、関節によくありません。

食事はバランス良く、よく噛んで30分以上かけて食べることも大切です。このようにすると自然と食べ過ぎを防ぐことができ、だいたい腹八分目になります。

また、寝る間際などに食べるのは肥満に直結します。食べる時間帯にも配慮するようにしましょう。

体操とストレッチ、コツは無理なく気軽に続けること

膝関節症を改善し、できる限り進行をストップさせるためには、筋力をつけて関節にかかる負担を軽減することが重要です。

ただし、痛みがあるときは絶対に無理をしないようにしましょう。

たとえば、プロテオグリカンをしばらく摂取して痛みが緩和されたときを狙って体操を始めるのは有効かつ安心です。

また、激しい運動よりも、ストレッチや軽い体操を地道に続ける方が、関節に負担もかからず筋力アップを図ることができます。

ここでは膝関節を支える太ももの筋肉を無理なく鍛えるための体操をご紹介しましょう。日常生活の中で簡単にできるものばかりです。

1. 椅子に座って脚上げ

①椅子に浅く腰掛けて片方の脚を伸ばした状態で、床から10ｃｍほど上げます。
②そのまま5秒保ち、静かに下ろします。
③両足を交互に20回ずつ行います。

2. 仰向けで脚上げ

①仰向けに寝て、片方の脚の膝は曲げて立てます。
②伸ばしている方の脚を床から10ｃｍほど上げて、そのまま5秒保ち、静かに下ろします。
③両足を交互に20回ずつ行います。

３．横向きに寝て脚上げ

①横向きに寝て、下になった脚を軽く前に曲げます。
②上になった脚は膝を伸ばしたまま、床から10ｃｍほど上げて、そのまま5秒保ちます。のち静かに下ろします。
③両脚を20回ずつ行います。脚を上げるときには膝を曲げないように注意。脚全体を持ち上げるようにします。

４．ボール体操

①脚を伸ばして座り、太ももの間にバレーボールくらいの大きさのボールを挟みます。
②ボールをつぶすように力を入れて5秒保ち、力を抜く。
③20回繰り返す。

第6章

薬や手術に頼らない膝関節症治療 すぐわかるQ&A

Q プロテオグリカンとは何ですか。

プロテオグリカンは、コンドロイチン硫酸、ケラタン硫酸などのグリコサミノグリカンと呼ばれる糖鎖が、コアタンパク質に共有結合した糖タンパク質です。細胞外マトリックスの主要な構成成分のひとつとして、皮膚や軟骨など体内に広く分布しています。

糖の持つ水親和性によって、多量の水を保持することができます。プロテオグリカンに含まれている多数のグリコサミノグリカン鎖群は、スポンジのように水を保持しながら、弾性や衝撃への耐性といった軟骨特有の機能を担っています。

プロテオグリカンは体のどこに存在するかや、グリコサミノグリカン鎖の種類によって分類されます。軟骨組織に豊富に存在するのは、プロテオグリカンの中でも巨大で、アグリカンと称されます。

プロテオグリカンは私たちの体の中にも存在し、関節の軟骨においてはスムーズな働きを保つ重要な役割を果たしています。しかし、軟骨のプロテオグリカンは年齢と共に減ってしまいます。そのため、効率よく補う必要が出てきます。

Q プロテオグリカンはどんな原料から抽出されているのですか。

もともとはウシの気管軟骨を原料としており、複雑な抽出・精製過程を経て得ていました。

しかし、手間がかかる割には精製量がわずかなため、価格はなんと1g3000万円もしました。それればかりか、抽出にはクロロホルムやメタノール、グアニジン塩酸塩など人体に良くない薬剤が使われていたため、応用実験などには向きませんでした。

そんな中、故・高垣教授がサケの鼻軟骨からプロテオグリカンを抽出・精製することを思いつき、見事に成功しました。

サケの鼻軟骨を原料に、食用酢酸とアルコール（エタノール）だけで成分を抽出するという、非常に画期的かつ安全な方法です。

この開発が進んだ結果、価格は従来の1000分の1にまでなりました。

確かな実感を伴う成分でありながら、決して高くはないのはそのためなのです。

Q いつから研究されているのですか。

今から約30年前より、糖質・糖鎖の先進研究で知られる弘前大学で、開発と研究が進められてきました。

量産化の道を開いたのは高垣啓一教授（故人）で、当時は弘前大学医学部生化学第一講座の担当教授でした。

高垣教授は1980年の研究開始以来、紆余曲折を経て、プロテオグリカンの抽出から実用化、産業化まで、広い視野でプロジェクトを推進してきた、いわばプロテオグリカンの生みの親といっていい存在です。

1997年からは高垣教授を中心として、青森県内の産官学ネットワークのもとで研究が進められてきました。

プロテオグリカンには、まだまだ多くの可能性が秘められており、現在も研究が進められています。

Q プロテオグリカンを飲むと膝の痛みがなくなるのはなぜですか。

プロテオグリカンには、主に炎症を改善する作用と軟骨の再生を促す作用があります。関節に痛みが生じてしまうのは、軟骨がすり減ってしまうことによって骨同士がこすれ合う状態となることによります。さらには、ごく細かな骨の破片が刺激となって、炎症を起こしてしまうのです。

これが関節の痛みの主な原因です。

そのため、軟骨の維持と再生、そして炎症を抑えるといった双方向のアプローチが、痛みの改善につながるのです。

プロテオグリカンは、この二つの作用を同時に行う力を持っています。また、アーティチョーク葉エキスなど関節サプリに含まれる他の成分は、プロテオグリカンの作用をさらに高めてくれます。

Q 誰もが膝関節症になる可能性があるというのは本当ですか。

膝関節症にはいくつかの原因がありますが、加齢というのは、その中でも最たるものです。

誰でも年を重ねれば、若いころに比べて代謝が落ちてくるものです。これが体力の低下や肥満、皮膚のたるみやしわ、ひいては病気などの原因になります。

軟骨も細胞なので、若いころなら、すり減ってしまったとしても、代謝がいいのですぐに再生します。しかし、年を重ねると、すり減ってしまう事態に再生が追いついていかなくなります。

また、代謝の低下によって体重が増えると、その分、膝にかかる圧力も増加して、ますます軟骨をすり減らせてしまうことになります。

誰もが年をとる以上は、膝関節症にもなってしまう可能性があるというゆえんです。膝関節症を発症しない人は、ふだんから筋力を維持するための運動を心がけたり、食事に気を配って太りすぎないようにしている場合がほとんどです。

Q 関節の軟骨が修復されるというのは本当ですか。

プロテオグリカンには軟骨の修復作用があることが、ほぼ明確となっています。

なぜ「ほぼ明確」という表現にとどまるかというと、軟骨はレントゲン写真を撮っても写らないため、確かめるのが非常に難しいからです。膝の関節を手術で開いて、中の軟骨がどれくらい再生したかを確かめることができればいいのですが、なかなかできるものではありません。

しかし、プロテオグリカンにはＥＧＦ様作用があるということが実験によって明らかになっています。

ＥＧＦ様作用とは、簡単にいえば生体細胞の増殖促進作用のことです。ヒト正常真皮線維芽細胞を用いたプロテオグリカンの細胞増殖作用を実験によって検討したところ、プロテオグリカンには有意な細胞増殖促進作用が認められました。

軟骨も細胞である以上は、このＥＧＦ様作用によって、軟骨の細胞が増殖促進されていると考えられます。

臨床試験やアンケートで、多くの方々が「膝の痛みが取れた」「動きがスムーズになった」と実感していることからも、これは確かなことだと考えられます。

Q プロテオグリカンを飲み出してから、どれくらいで改善効果が得られますか。

症状によっても若干異なりますが、多くの人が2週間で確かな変化を実感しています。かなり痛みの激しい方でも1～2ヶ月でほとんど痛みを感じなくなったという結果も出ています。

症状が軽いうちに飲み始めると、激変を実感することはないかもしれませんが、症状が緩和されるのも早いようです。だいたい1週間ほどで、関節のこわばりや軽い痛みがなくなったという人がほとんどです。

Q 痛みが消えたらプロテオグリカンをやめてもいいですか。

プロテオグリカンを数ヶ月飲み続けて、症状が改善したところで摂取をストップしてもらったところ、1ヶ月後にはじわじわと痛みが復活してきたという意見がありました。

関節は、日々、酷使してしまうのに対して、軟骨のクッション性をケアすることはなかなかしません。症状が進行したり、悪化したりすることを防ぐためにも、プロテオグリカンは栄養素のひとつとして、習慣にしていくことが望ましいと考えられます。

Q 現在、服用している薬と併用しても大丈夫ですか。

薬物治療を受けている人から、プロテオグリカンを摂取することによって、何らかの症状が見られたという報告は今のところありません。

プロテオグリカンはサケの鼻軟骨という「食品」です。そのため薬との飲み合わせが悪くなるということは、考えにくいことであるといえます。

心配であれば、かかりつけの医師に相談するといいでしょう。

Q 副作用はありませんか。

現在のところプロテオグリカンを飲んで副作用が出たという報告はありません。ただし、サケに対するアレルギーを持っている人は注意が必要です。

エピローグ

高齢化社会を前向きに謳歌するために

「病気」というと、ガンや脳梗塞、肝臓病など、深刻なものに意識がいってしまいがちです。

しかし、健康の基本は「食事・運動・睡眠」にあることを思えば、いかに関節を若々しく健康に保つべきかということがわかってきます。

重い病気にならないように、ふだんから健康維持管理のために運動を習慣にしようとしても、膝に痛みがあったり、炎症があるようでは思うままに動くことができません。運動不足になれば、摂取した栄養素が効率よく消化吸収されなくなってしまい、代謝はますます悪化して、健康のための黄金律そのものが崩れてしまうことになります。

極端な話になってしまうかもしれませんが、膝が若々しいということは、その人自身の心身が若々しいということにつながるのです。

日本は超高齢化社会を迎えました。この社会をどう生き抜くかということが国を挙げての課題となっていることは、読者のみなさんもご存じの通りです。

しかし、あまり悲観的にとらえずに、元気な高齢者を増やしていけばいいのではないかという考え方もあります。いくつになっても軽快なフットワークで、仕事や趣味に打ち込める高齢者の姿を想像してみてください。実に爽やかではないでしょうか。

いくつになっても活躍の場がある人は輝いています。何をするにも前向きになることもできるでしょう。

プロテオグリカンには、そんな「若々しい超高齢化社会」を実現してしまうような力もあるのではないか。

そんなことさえ考えてしまうのは、プロテオグリカンが持つ未知の可能性、その有効性ゆえです。

これまでに関節のために、さまざまな治療法や機能性素材を試した方もいらっしゃることでしょう。そんな方にこそ、プロテオグリカンはとっていただきたい新成分です。おそらく、その違いがはっきりとわかるはずです。

ひとりでも多くの方が、若々しく軽快なフットワークを取り戻すことを願っています。

参考資料

書籍『奇跡の新素材プロテオグリカン』
かくまつとむ・著／弘前大学プロテオグリカン ネットワークス・監修
（小学館101新書）

Webサイト「プロテオグリカン生活」

◉ 監修者プロフィール

前山 和宏（まえやま・かずひろ）

医師／メディアートクリニック院長

1990年 4月　日本大学医学部卒業。医師国家試験合格
1990年 5月　財団法人天理よろづ相談所病院
　　　　　　総合診療教育部 研修医
1992年 5月　国立東京第二病院（現、東京医療センター）
　　　　　　総合診療科・消化器科 レジデント
1995年 5月　特定医療法人 慈敬会 府中医王病院
　　　　　　内科・在宅医療部 医員
1998年 5月　医療法人社団 同友会クリニック 院長
1999年 5月　医療法人社団 東仁会
　　　　　　高尾駅前クリニック 院長
2004年 4月　前山クリニック 院長
2010年 4月　メディアートクリニック 院長
2012年 4月　医療法人社団鳳龍会 メディアートクリニック 理事長・院長

◉ 著者プロフィール

石川真理子

医療ジャーナリスト

フリーランスライター。1966年生まれ。

編集プロダクションを経て独立。医療、健康、ライフスタイル等を中心に取材・執筆活動を展開。雑誌の特集や書籍等を精力的に手がけている。

本書を最後までお読みいただきまして
ありがとうございました。

本書の内容についてご質問などございましたら、
小社編集部までお気軽にご連絡ください。

ナショナル出版編集部
TEL:03-6821-8485
E-mail:info@national-pub.co.jp

〈増補版〉つらい膝《ひざ》の痛みは
毎日のちょっとしたことで
たちまち軽くなる！

発行日 2016年8月10日 初版 第1刷
2017年12月25日 第3刷
定価 本体1200円＋税
監修 前山和宏
著者 石川真理子
発行所 ナショナル出版
〒145−0074
東京都大田区東嶺町30−9
VIVRE久が原205
TEL 03・6821・8485
FAX 03・6715・2514
印刷・製本 ベクトル印刷株式会社

ISBN978-4-930703-77-4